生物传热学

在医学中的应用研究

诸凯 姜智浩 ◎ 著

U0306962

山东科学技术出版社

·济南·

图书在版编目（CIP）数据

生物传热学在医学中的应用研究 / 诸凯，姜智浩著. 济南 ： 山东科学技术出版社，2024. 11. -- ISBN 978-7-5723-2400-0

Ⅰ. R

中国国家版本馆 CIP 数据核字第 20248A9U37 号

生物传热学在医学中的应用研究

SHENGWU CHUANREXUE ZAI YIXUE ZHONG DE YINGYONG YANJIU

责任编辑：崔丽君　杨甲丽

装帧设计：侯　宇

———————————————————————————————

主管单位：山东出版传媒股份有限公司

出 版 者：山东科学技术出版社

地址：济南市市中区舜耕路 517 号

邮编：250003　电话：（0531）82098088

网址：www.lkj.com.cn

电子邮件：sdkj@sdcbcm.com

发 行 者：山东科学技术出版社

地址：济南市市中区舜耕路 517 号

邮编：250003　电话：（0531）82098067

印 刷 者：山东联志智能印刷有限公司

地址：山东省济南市历城区郭店镇相公吉祥苑北产业园 2 号

邮编：250100　电话：（0531）88812798

———————————————————————————————

规格：16 开（170 mm×240 mm）

印张：16.5　　字数：220 千

版次：2024 年 11 月第 1 版　印次：2024 年 11 月第 1 次印刷

定价：120.00 元

序

　　生物传热学是对生命过程中的热、质传递规律以及特征进行定量研究的学科。它结合了生物学、临床医学与传热学的原理与方法，重点研究生命过程中与健康密切相关的生物物理学中的科学问题。近年来，生物传热学与其他多学科的交叉融合，为探讨生命科学领域内的重大科学问题作出了贡献。

　　中医药是中华民族的瑰宝，也是世界传统医学的重要组成部分。它具有人与自然和谐、动态求衡的医学思想，以及治病求本和辨证论治的鲜明特征。在当前疾病谱变化导致医学模式转变的过程中（从疾病医学向健康医学的转变），中医药学的优势和特色更加突出。中医药学凭借其独特的理论体系、原创的思维模式和系统的诊疗体系，有可能跻身于国际医学前沿的重要领域。中医药现代化的路径在于传承与创新。中医学在认知理论与诊断技术方面的重要特征在于采用跨学科的研究方法，全面揭示和发展了中医诊疗技术及其科学内涵，从而指导中医的临床实践。早在1985年，我的团队与作者所在的天津大学热物理团队就开始开拓舌红外热像检测技术与临床研究，初步揭示了人舌热像特征及其与相关疾病的关系。这些研究结果进一步印证了中医关于舌面分区与脏腑相关性的理论。工程热物理学科方法与技术的引入，促进了中医理论研究从定性向定量的转变。生物传热理论应用于中医舌诊机理的研究便是其中一个较为典型的例子。鉴于生命科学的复杂性和中医药学的深邃内涵，进行学科交叉的研究绝非易事。然而，科学探索的突破口可能就蕴含在对这些问题的解决和诠释之中。

在过去 30 余年中，作者及研究团队持续采用热物理的方法，探讨舌体温度分布与中医舌诊机理的相关性。在此基础上，进一步拓展研究了低温技术在移植器官延时保存中的应用，以及生命材料质迁移特征与力学行为耦合等临床和生命科学问题。这本书从学科交叉的角度出发，汇集了作者及其研究团队几十年的科研经验与成果。书中各章节内容详实有据，叙述深入浅出。作者虽非医学专业出身，却是国内较早采用热科学方法开展中医舌象及机理研究的学者之一，其研究工作和成果已获得业内同行的肯定与关注。

书中详尽介绍了跨学科研究中的中医舌诊的理论方法、移植器官延时保存以及热疗中的生物传热基础理论与技术。书中方法详实，内容丰富，覆盖领域广泛，非常适合工程热物理学、中医医学工程学以及生物医学工程学专业的学生参考，尤其适合跨学科研究领域的研究生和青年科技工作者阅读。同时，也可作为参考书籍，为涉及生物传热研究的相关人员提供借鉴。

有感于斯，是为序。

中国工程院院士　国医大师
天津中医药大学　名誉校长　张伯礼
中国中医科学院　名誉院长

2023 年 4 月于天津团泊湖畔

前　言

生物传热学属于热物理学科的一个新兴分支，它交叉于生物、物理、临床医学等诸多领域，主要研究物质和能量在身体内部的传输机制。目前，通过"热量控制"所进行的技术，如生物低温保存、肿瘤治疗、器官移植、低温外科手术等，发展迅速并取得了良好的临床效果。

尽管热医学工程的应用日益兴起，但生物传热学与中医学的交叉研究仍未获得足够的关注。随着中医学科学研究和量化研究的推进，热科学理论和技术的融入为传统医学的发展提供了新的方法与思路。中医通过望、闻、问、切四诊合参诊治疾病。舌诊是望诊的重要内容，也是中医辨证论治的主要依据之一，对中医舌诊机理的探索以及客观化研究受到了社会的广泛关注。现代自然科学知识的吸收和利用，为中医理论向纵深发展提供了良好的契机。

生物传热学拓宽了生命科学的研究范畴，早在 1997 年的香山科学会议上，就提出了要研究"生命科学中的热物理问题"，并认为热科学的研究是揭示生命奥秘的重要桥梁。国内外一些关于生物传热学的重要论著，包括华泽钊、任禾盛所著的《低温生物医学技术》，刘静、王存诚编著的《生物传热学》以及刘静编著的《低温生物医学工程学原理》等，自出版以来便引起了很大的反响，至今依然是生物传热学研究的重要参考书籍。

自 1985 年起，本研究团队在张伯礼院士的指导下，致力于生物传热与中医舌诊机理的相关研究。本书是在 30 余年研究工作基础上总结而成的，旨在介绍传热学的基本理论、概念与方法，并探讨它们在中医舌诊理论、移植器官的延时保存，以及热医疗方面的研究和应用。

全书共 13 章，主要论述了生物传热与中医舌诊、器官保存和热疗的相关性，详细介绍了热科学与中医学的交叉领域，量化研究了舌诊机理以及所涉及的生物传热理论和计算方法，并采用冰温理论和技术研究移植器官的保存方法，量化研究了动物皮肤热力学物性参数、热刺激下血管力学变化特征等。最后，本书还对生物传热研究所涉及的一些仪器设备进行了介绍，旨在为从事生物传热研究的工作者在实验室建设或拟购仪器方面提供参考。希望读者能通过本书了解生物体内部微观传热的机制，并期待本书的出版能对我国生物传热学的发展起到一定的补充和推动作用。

本书中涉及的研究曾获得 5 项国家自然科学基金和 1 项天津市自然科学青年基金的资助，是研究团队多年研究工作的总结与回顾。其中，中医舌诊机理的探索研究得到了张伯礼院士团队多名硕博研究生的鼎力相助。天津中医药大学王怡教授承担了大部分的动物实验任务，天津市第一中心医院张雅敏教授及其团队对冰温应用于复杂生物组织保存的热质传递机理探索研究给予了大力支持，杨龙、史源等医生为移植实验付出了艰辛的努力。天津大学的硕士研究生邹瑾、李艳、魏璠、何坚、工朝璐、康英鹏，博士研究生张艳、王雅博，以及天津商业大学的硕士研究生王如愿、杨爱、李媛媛、梁飞、安娜等为课题的完成作出了重要贡献。王雅博副教授不仅对本书多章内容的研究作出了重要贡献，还负责了全书内容的整理工作。

本书稿承蒙天津中医药大学王怡教授、天津市第一中心医院张雅敏教授仔细审阅，他们对书稿提出了许多宝贵的修改意见，特此感谢。

本书所涉研究项目持续得到国家自然科学基金的支持，在此一并深表谢意。

由于时间仓促和作者水平所限，书中内容可能存在不当之处，恳请读者批评指正。

著　者

2024 年 5 月

目　录

第一章　概　论

第一节　生物传热学

一、生物传热理论

生物传热学是热科学与生物学、医学、传热传质学等交叉的分支学科，其研究核心在于探索生命最基本的特征之一，即物质和能量的传输规律。生物传热学的研究基础依然是导热、对流和辐射三个核心，但在内容上呈现出新的特征。在生物传热的过程中，能量以多种形式相互转换，这一现象必然涉及生命现象的热力学问题。生物传热受各种生理机制的调控，以维持机体恒定的体温，传热过程与各种生理过程如呼吸、血液循环、消化等耦合进行，服从热力学基本定律。生物传热研究的是热量在生物体内传播的问题，热量是能量的一种表现形式。因此，各种形式的生物传热方程本质上都是能量守恒方程。此外，生物体从根本上不能脱离环境，生命现象与环境相互作用。在研究生物体时，必须将其视为热力学的非平衡开口体系。基于经典分子运动理论导出的气体热导率表达式、基于热力学建立的液体热导率计算式，以及建立在物理学基础上的固体（尤其是金属）热导率公式虽已趋于成熟，但这些公式不能简单地推广应用于生物材料的热导率计算[1]。生物组织不同于一般工程材料，它们是带有生命的活体，不仅结构非常复杂，而且具有各向异性，热物性随个体差异或年龄而变化。生物体由于具有独特的神经支配和血液循环，使得传热过程变得复杂，要确定由于生理原因，特别是血液灌流引起的能量传递十分困难。血液获得热量并通过循环传递到皮肤的特性，表明生物具有独特的热循环机制。

由于生物个体的变化性、组织和功能的差异性、边界和初始条件的多样性，以及在不同的生物组织中能量平衡分析形式的多种多样，几乎排除了建立一个可描述所有生物组织热行为的数学模型的可能性。然而，我们可以通过分析热平衡的一般形式，来解决一些特定的数学建模问题。所遵循的原则为：①抓住关键，避免求解大量特殊问题。②通过观察和了解研究对象的物理特征尽可能地使模型接近真实。③研究生物方程中各参数间的相互关系，以便确定其影响传热特征的权重。

此外，生物系统的传热过程是不稳定的低传导热流和典型的小温差传热。因此，在生物传热研究中，对温度测量的精确性和灵敏性要求较高[1]。

二、生物传热与中医舌诊

传统医学是中华民族的瑰宝，也是极具中国特色的生命科学领域之一。它积淀丰厚，内涵深邃，具有系统的理论体系、丰富的实践经验和显著的治疗效果。传统医学追求平衡与协调的医疗思想，并具有辨证论治的鲜明特征。在当前健康观念更新、疾病谱变化、老龄化社会到来，以及医学模式转变的过程中，中医学的优势和特色更加突出，它是有望使我国站在国际科学前沿的重要学科，其机理研究对基础理论的发展具有重要意义。半个世纪以来，中医基础理论研究虽然取得了显著进步，但与当今自然科学，包括现代医学的发展相比，仍有显著差距。该现象可以归因于中医学科的单一性，以及传统观念或人为感官能力对研究的限制。这些因素不仅制约着中医诊疗水平的提高，而且难以摆脱经验医学思想的束缚，从而导致中医理论体系的完善难以实现突破性进展，影响中医的继承、学习、推广，是中医现代化的瓶颈问题之一。因此，传统医学要取得长足发展，仅靠中医自身的探索与研究十分困难，应从中医学本身的学术特点出发，运用多学科或交叉学科的方法与技术联合攻关，揭示其本质，探索其规律，拓宽其学科领域。在这一过程中，中医四诊客观化研究是传统医学进步的重要标志[2,3]。

随着工程热物理学研究领域的拓展，人们对人体生物传热现象的研究逐渐从定性过渡到定量，这直接促进了人类深入认识人体传热特性和传热机制的需求。热科学方法与技术的应用极大地推动了生物热现象、热问题的解决，将生物传热理论应用于中医舌诊机理的研究，为这一领域提供了一个成功的案例[4]。舌作为人体的一个特殊器官，不仅具有固体导热，还有旺盛的血液流动换热和代谢热。中医理论认为，舌通过经络与脏腑相通。生物传热理论认为，舌质主要受舌的血液灌注率、热代谢率以及血液流变学等多种因素影响。舌的干湿润燥、舌苔状况、舌体积变化等（这里的体积是一种病证的反映，例如某些病证舌体胖大并伴有齿痕，这时血液灌注率变化不大，但血管的疏密发生了变化，组织间的体液增多）表现出不同的热导率，进而影响舌面温度。传统的"热生物学"主要研究外界温度对生命过程的影响，侧重于现象和静态观察，对相关内部能量过程的研究较少。生物学家关注的是温度水平，而热物理学关注的是温度变化速率，认为热过程会导致一定的生物效应[5]。"热"或者说"温度"与中医舌诊或证候之间存在着什么关系，是否有规律？这是生物传热在中医舌诊机理研究中探讨的内容。

舌诊研究是中医现代基础研究的重要内容之一。中医认为，舌是机体唯一可以外窥脏腑的器官，其血液循环旺盛，舌肌纤维与心肌纤维有很多相似的结构，自古以来就有"心开窍于舌，舌为心之苗"之说。舌的状况是脏腑生理功能和病理变化的客观反映[6]。望舌诊病有一定的物质基础，通过对舌质、舌苔和舌色的观察，可以了解病症所在，并据此辨证论治[7]。舌的传热问题涉及人体脏器许多较为复杂的生理机制，值得通过大量实验和理论深入探讨。采用交叉学科的方法进行中医现代基础研究是一个具有重要价值的前沿课题，同时也将成为热物理科学与中国传统医学研究的新结合点。舌是人体最重要且形状相对简单的器官，舌体传热机理的研究对于深入研究其他器官甚至整个人体的热科学具有重要意义。

第二节　中医舌诊机理

《黄帝内经》曰："望而知之谓之神。"这句话强调了望舌的重要价值。在临床辨证论治中，望舌作为一种非侵入性的诊断方法，已经得到了充分的验证[8]。由舌体的状态、颜色可以了解脏腑气血的盛衰、病邪所在的浅深、病情变化的退进。与脉诊相比，舌诊更为直观，因为舌体裸露，舌象变化迅速而明显，是病情变化最灵敏的外像反应，是临床辨证必不可少的客观依据。"辨证论治"在中医学中是一个非常重要的基础理论[7]。"辨证"是决定治疗的前提和依据，"论治"是治疗疾病的手段与方法，也是对"辨证"正确与否的检验。传统医学历经千年的临床治疗实践和科学辨证的哲学思想，形成了一套注重规律的医学体系。然而，在某些方面对疾病的认识与治疗缺乏客观的指标作为支撑，理论阐述有时也较为笼统。因此，运用交叉学科的研究方法来探索中医理论与诊法中的科学内涵，对于提升其科学性和准确性具有重要意义。

一、生物传热理论与中医舌诊机理

将红外热像技术应用于中医舌诊机理的研究是一种创新。该技术可以准确客观地反映出舌体温度分布规律和影响因素等，可用于探索舌与脏腑关系及舌象形成机理等中医理论[9]。实验证明，年龄对舌温有一定影响，40~49岁年龄组舌温最高，低龄组或高龄组较低。原因在于高龄组舌血液灌注率、代谢水平降低；低龄组虽然血液循环旺盛，代谢水平高，但由于舌津液分泌量多，散热能力较强而使舌温偏低。在舌质与舌温的关系方面，以红舌舌温最高，舌质温度由高到低依次为暗红舌、紫舌、淡白舌、淡红舌。不同舌质间舌温有显著性差异（F 值为 2.86，$P<0.05$），健康人与不同病证患者间的舌温也有较明显的区别。大量实验测试表明，健康人舌面五个区域从舌根、舌左边、舌右边、舌中、舌尖温度逐渐降低，区域间平均温度差异显著（F 值为 60.81，$P<0.01$）。舌温与疾病密切相关，气虚血瘀型冠心病患者全舌温度显著降低，而胃肾阴虚型消化系统疾病患者舌温显著增高。因此，用热科学的实验方法可以帮助辨识中医中的寒热虚实证候。这不仅为中医舌诊研究提供新的技术手段，也为红外热像研究开辟了一个新的领域[10]。

由于生命科学的复杂性和传统医学的深邃内涵，研究内容涉及多学科交叉，研究工作具有一定的挑战性。然而，生命科学和生物传热发展的重要突破口就蕴含在这些问题的解决之中。从热科学的角度研究中医舌诊机理，是工程热物理与中医学科领域的交叉，而生物传热与舌诊客观化研究又是各自学科的前沿课题。舌体传热研究将有助于生物传热以及中医理论研究的深入，以及从新的角度阐释传统医学。

二、生物传热中的中医舌诊研究技术

（一）舌体解剖形态学研究

舌体作为肌性器官，血管分布丰富，在舌质与舌下络脉的观察与研究中，舌体血管的解剖学认识是重要前提。舌动脉的弯曲使其长度相对增加，这不仅适应了舌的伸缩功能，还使舌动脉有更多的分支，是舌质红润的基础。个体差异最大的是舌动脉起始段，其次是舌深动脉升段，舌骨舌肌段最为恒定，舌深动脉水平段的变化在于其终末形式。舌体两侧舌动脉干末端或其分支与对侧动脉支吻合的只有少数，外径为 0.2 mm 左右。

由于舌静脉有丰富的静脉瓣，这些静脉瓣可以完全阻止血液逆流，一旦舌动脉血流量减少，舌内毛细血管动脉端压力就会降低，颈内静脉血欲逆流入舌静脉时，血液即淤积于各瓣膜远侧，可在一些重症血瘀证患者的舌根侧面看到舌根静脉粗张的属支。中医舌诊所见的舌脉基础为舌下神经伴行静脉及舌神经伴行静脉。一般来说，疾病不会使舌的动脉供血和舌动脉及其分支发生结构变化。然而，各种疾病因其严重程度不同，会引起舌静脉的形态发生改变，可见患者"舌下络脉粗张变黑"，或在舌腹面可见"瘀血丝"，主要表现为舌腹面静脉系统的病理变化[11-15]。

舌体含有丰富的血管、神经和腺体，血液在舌体的灌注率是舌体功能与外观的重要影响因素。因此，对舌体的血流状态进行研究是研究舌体的一个重要方面。在对猪造模以改变舌体的血液灌注率并测试相应条件下舌面温度的实验中，发现舌表面温度随血液灌注率的增加而升高，但血液灌注率增大到一定值后，舌面温度将维持不变，血液灌注率也不再增长[16]。

健康人舌的血细胞灌注量随着年龄增长呈现逐渐下降趋势，且男性舌血细胞灌注量略高于女性。不同舌色中，淡红舌、红舌的血细胞灌注量较高，淡白舌和紫舌血细胞灌注量比较低，呈现出紫暗舌<淡紫舌<瘀斑舌<暗红舌的变化趋势。同时，舌血细胞灌注量还可反映同一舌质下的颜色深浅，呈现出舌质越红舌血细胞灌注量越高的规律[17]。

使用彩色多普勒超声诊断仪扫描患者的舌深动脉升段与舌深动脉水平段移行处至舌尖，可以清晰显示舌深动脉发出的细小分支及长支的分布情况，这揭示了舌体的能量图分布规律，反映了不同舌质的血流基础[18]。通过对舌体微循环，包括微血管、血流及血管周围状态进行检测，进而根据指标改变程度进行由正常至重度的五度分级，可以实现对中医舌象的定量分析[19]。微循环容积波图能够无损伤地记录组织的微循环状态，随着舌质的变化，微循环容积波参数发生相应的变化，反映了舌质与微循环状态的对应关系[20]。

舌体血管密布，循环丰富，通过测定舌血细胞灌注量能够反映舌循环血流量，对微循环进行检测可以了解血液循环时组织的灌注状态，这对研究舌象的形成机制十分重要。

(二) 红外热成像技术的应用

舌体血液供应充沛,是天然的热辐射源。当人体发生生理波动或病理变化时,舌的热平衡会紊乱,采用红外热像仪可以精确记录舌体的温度变化。红外热成像诊断技术主要是通过测定人体表面温度和热流发现或预示病变。这种诊断技术必须建立在机体温度场准确测定的基础上。

人舌温度场在红外热像上的形态特征,典型的有峰状、矢晕状、双峰状及层晕状 4 型[21]。例如,阴虚患者的阴虚程度越显著,测得的舌温越高[22,23]。阴虚证、阳虚证、气滞血瘀证、气血两虚证、湿热证等 5 种证型的老年患者的红外舌象与健康人有明显区别,不同证型间亦有不同。施以冷负荷后,各证型组的舌温变化值均低于老年对照组,但变化程度各异[24,25]。

冠心病患者舌尖及舌边的温度显著低于对照组[26],糖尿病患者的舌温普遍低于对照组[27],肝炎患者的全舌平均温度明显低于对照组[28]。一方面可能是由于舌质微循环障碍、血液灌注不足,产热量减少;另一方面,可能是机体代谢机能减退,或是舌面津液分泌偏多,散热能力增强所致。

在国内外无先例的情况下,将热物理现代测试技术创造性地与中医学研究结合,为红外热像技术在中医学研究方面开创了途径,其研究成果处于国内外舌诊客观化研究的领先地位。

(三) 舌体热像的数学模型研究

如果要深入研究生物体的传热机制,并客观地描述和计算生物传热过程,从定性探讨提高到定量分析与计算,建立正确的生物传热模型至关重要。其中,舌体的生物体密度、生物体比热、生物体的导热系数等在一定条件下为常数。借助热科学的理论和方法开展生物传热过程的研究进展如下。

1. 利用人舌红外热像图计算舌体血液灌注率,采用多普勒激光血流计进行实验验证,结果显示二者在数量级上基本一致。

2. 对 Pennes 模型进行简化,建立舌的一维传热方程,并获得了在不同血液灌注率下的解析解。通过一维传热模型求解所得到的舌面温度与实验值基本吻合[29]。

3. 采用红外热像仪和热电偶探针测取人舌和猪舌表面的温度场。以人舌和猪舌全舌血液灌注率、猪舌总动静脉的血流与温度以及舌体内特定点的组织温度为参数，用数值模拟的方法计算舌体内部温度场。通过无创实验得到了人舌表面温度分布的定量化曲线以及舌温与血液灌注率之间的特征关系，通过数值计算得到了舌体内部特定剖面的温度。改变舌体的血液灌注率，得到舌血液灌注率与舌面温度之间的函数关系。对动静脉的血气进行分析，计算得到舌体的代谢热[30]。

4. 利用舌血管铸型的血管分布和管径参数，在理论计算中将舌体简化为楔形体，针对舌体的传热特性建立舌的准一维传热模型，方程的形式为二阶变系数非齐次方程，以此求得其解析解。将人舌的有关数据代入模型进行验算，所得计算温度值与热像仪测得的实验值变化趋势一致[31]，进一步证明了用生物传热理论对中医舌诊进行定量化研究的可行性。

5. 为了研究舌体的三维传热特性，采用三维温度数值模拟舌体的真实血管形态。舌体的传热问题涉及人体脏器复杂的生理机制，舌体传热模型是立足于中医（望诊）舌象的热科学属性对不同病证状态下舌体相应传热特性进行的研究，是对舌诊客观化研究的新方法。

第三节　生物传热与其他生命科学

器官在低温保存和热治疗过程中所蕴藏的传热机制远比一般生物组织复杂，尤其是人体移植器官的保存。目前，国内外鲜有关于采用亚临界相变温度进行人体器官保存的文献。探索器官低温延时保存中的热科学机制，并将其应用于临床，是生命科学研究中既具挑战又备受关注的课题之一。采用学科交叉的方法进行器官保存研究的意义在于，通过深入探索冷保存器官的传热传质机理，解决移植器官延时保存并恢复良好功能的关键问题，将基础研究、应用研究以及两个学科中的关键问题结合在一起，以实现新的发现和技术创新。移植器官延时保存的成功标志着生物传热基础理论研究的创新和移植医学技术的进步。

一、器官保存中的生物传热问题

近几年，中国在肾器官移植方面已成为仅次于美国的第二大国[32]，中国尿毒症患者每年新增约 12 万人，而每年肾移植手术约 5 000 例，这意味着仅有约 4% 的患者能够得到肾移植[33]。保存方法或保存时间的不足，会导致器官功能受损失去移植价值，这进一步加剧了供体器官的短缺。在低温保存中，主要问题之一是降温不当而产生"胞内冰"（intracellular ice formation，IIF）或"胞外冰"等，这将对细胞造成致命的伤害[34]，其中 IIF 是使细胞损伤的主要原因。冰温温度带指的是 0℃ 到生物体冻结点之间的温度区间。理论上，生物低温保存没有温度下限，但截至目前，国内外尚未发现在 −100℃ 左右保存大器官数日，然后成功应用于人体临床移植的先例。实验证明[35-37]，将水果用冰温温度控制贮存一年后，其色泽、品味以及各项生化指标均与刚刚采摘时基本相同，这与普通冷库保存的鲜果质量截然不同。中国水产科学研究院将对虾用无水充氧运输 10~18 h，成活率为 90% 以上；集美大学[38]对黑鲷（鱼）采用冰温保鲜，在无水条件下保存 6 h 后复水成活。这些实验结果为整个生命个体低温保存的理论研究提供了重要提示。温度对酶反应速度起重要作用，适当降低温度可以降低细胞内酶的活性，温度每下降 10℃，酶的活性将下降 1.5~2.0 倍。据此推算，器官从 37℃ 下降至 0℃，酶的活性将下降 12~13 倍，而且不会使酶遭到破坏。

采用冰温技术与传统方法的最大区别在于冰温技术可以避免 −60~0℃ "危险温度区"[39]降温所带来的诸多问题。保持器官"活性"所要解决的主要问题是在考察造成细胞损伤多种因素的前提下，提供适合超冰温保存器官的传热传质条件。以肾脏器官为例，肾单位是组成肾脏结构和功能的基本单位，包括肾小体和肾小管。其中，肾小体由肾小球和肾小囊组成，肾小球是肾小体内的一个毛细血管团。因此，肾器官不是简单的细胞群集，其自身可构成一个相对独立的系统，有特定的细胞类型组成和空间几何排列，细胞间质和血管的分布也不均一。组织的空间分布不同，导致"胞内冰"不均一，进而导致各类细胞损伤的程度不同。器官保存温度不同，组织受到的损伤也将不同，大器官在降温和复温过程中，温度场不均匀性导致的热应力会引起品质下降，主要表现在细胞骨架结构和功能方面。温度梯度可引起细胞骨架包括微丝、微管以及细胞膜力学行为的改变，使其功能受到影响，微管在低温下的形态改变导致胞内钙离子浓度增高，Ca^{2+}依赖性蛋白酶活化磷酸化，平均动脉压（mean arterial pressure，MAP）失去结合微管的能力，并处于不稳定状态[40]。细胞膜的脂质对低温敏感[41]，脂质由液晶态转变为凝胶态，导致细胞膜流动性下降，破坏了细胞内外的渗透压平衡，继而引起细胞骨架变形。克服低温对细胞超微结构力学行为的影响，是大器官成功保存的关键条件之一。另有研究证明，热、冷缺血时间影响器官移植，冷保存时间超过 12 h 是肝移植后移植器官原发无功能的相对危险因素之一[42]。因此，探究器官从常温至冰温过程中，组织细胞间微尺度传热对传质的作用是低温保存领域亟待开展的研究内容。

与冰温技术相关的诸多问题已经引起众多学者的关注。东京慈惠会医科大学曾进行利用冰温方法保存白鼠的肝脏，在这项研究中他们先找到了老鼠肝脏的具体冰温点，并分别在 4℃ 和 -0.8℃ 下保存数十小时，之后对每个肝脏的部分功能进行了测试，如三磷酸腺苷（adenosine triphosphate，ATP）、二磷酸腺苷（adenosine diphosphate，ADP）和腺嘌呤核苷（adeno-sine，AR）等，均未发现异常。Matsuda 等[43]通过比较肝细胞在 UW 液中 4℃、0℃、-4℃ 下的保存情况，发现在没有冰晶形成的情况下，低于 0℃ 的低温保存，可以明显提高保存效果。除此之外，美国匹兹堡大学、日本鸟取大学关于血液的冰温保存研究也证明了这一现象[44]。不同的研究者对器官的冰晶点有不同的结论。Mazur 等[45]认为，肾脏胞浆冰点温度在-1℃以上，而 Jacobsen 等[46]用 HAP-2 液灌注肾脏后，采用 DTA 法测得的冰点温度是-0.2℃。作者认为，器官是由多种类型的组织细胞构成的，所以不同类型的细胞，冰点有一定的差异。这些研究结果间接说明了冰温温度带延时保存生物器官的可行性，但遗憾的是上述的研究均未涉及冰温保存的传热机制，所提出的实验结论也不是移植后活体测试的结果。因此，对动物单体器官几个指标的宏观检测，无法从机理上证明冰温温度用于人体大器官保存的科学性。

二、热疗过程中的生物传热问题

在医学热疗中，确认传递到人体病灶的微波或其他能量的"热值"非常困难，这不仅关系治疗效果和生命安全，还涉及热量在生物体内传播的特性，是亟待解决的关键技术。这项技术涉及生物体空间温度场的测取与计算。在热疗过程中，组织瞬态温度场的精确预测对于治疗方案的制订和治疗仪器的优化至关重要。

人们对于热疗的初步认识，即简单地认为热疗就是促进皮下组织的血液循环，殊不知生物组织的热物理特性对热疗过程中组织温度场预测具有重要影响，血液灌注率是决定温度分布最重要的特性。人体的血液灌注率具有极强的温度依赖性。在热刺激下，皮肤血流量可达正常情况下的 50 倍。血液灌注对热疗区域的温度分布，以及揭示热疗机理非常重要。目前，国内外学者对血液灌注率的调控因素进行了大量研究。Minchener 等[47]和 Fouquet 等[48]的研究表明，热流探针能够实现血液灌注率的无损检测。刘静等[49]通过正弦波热流条件下 Pennes 方程的解析解对血液灌注率进行了评估，表明低频加热模式可以更好地实现血液灌注率的预测。Wu 等[50]通过激光多普勒成像技术建立了皮肤组织温度和血流量的伸缩反应模型，提供了评估神经纤维控制血流量的方法。目前研究显示，皮肤组织局部升温后，血流量将发生两个阶段的变化，在加热初期血流量迅速增加，达到峰值后开始下降；3~5 min 后，皮肤组织血流量再次增加[51-53]。微循环血流量变化的作用机制主要包括神经调节、内皮调节和肌源调节[54]。内皮细胞和平滑肌细胞是血管壁结构中最主要的两种细胞成分，它们之间的相互作用在维持血管稳态、实现血流控制中起着非常重要的作用。多种调节反应可能共同参与血流量的调节过程，且在过程中相互影响。热刺激下，2 次血流量增加的过程分别是神经调节和内皮调节调控的结果。

血液灌注的热作用对体内热量的快速输运和维持体内温度的相对恒定至关重要。由于血液的流量和热容量较大，因此局部组织温度的高低基本取决于组织内的血液温度[55]。目前，Pennes 生物传热方程依然是描述组织中血液灌注率最有效的方法，并且得到了广泛的应用[56-58]。然而，这一方法只能将生物组织中的血液灌注率视为常数，施加到生物传热模型上[59]。为此，Yuan 等[60]计算了周期性冷热疗条件下，皮肤组织温度的解析解并研究了不同血液灌注率对组织温度的影响。Kumar 等[61]认为，血液灌注率符合指数变化的规律，并计算了皮肤组织在不同加热功率下的温度变化。进一步地，Hazanee 等[62]构建了引入时间因素的生物传热方程，其中血液灌注率随时间变化。Kashcooli 等[63]计算了大血管的血液灌注对皮肤组织温度的影响。上述研究表明，血液灌注率对生物组织内温度分布有重要影响。血液灌注的大小直接影响组织中的热沉积，较大的血液灌注会从加热部位带走更多的热量，从而加速热量在组织内的分散；较小的血液灌注则有助于热量的沉积，导致组织的热损伤[64]。因此，组织内血液灌注率的精确测定，是正确预测热疗过程中组织温度场的前提。

三、生物传热是生命科学研究中不可或缺的分支

随着工程热物理研究领域的不断拓宽及生命科学理论和技术的飞速发展，生物传热已发展为一个重要学科。目前，生物传热学的研究不仅在方法和技术上更为先进，而且融入了多学科知识。许多重要的发现和成果往往出现在这些交叉学科的前沿，对交叉学科领域内的基础问题进行深入研

究常常是促使边缘学科飞速发展的重要环节。生命科学对人体生物传热现象的研究逐渐从定性过渡到定量，直接促进了对人体传热机制深入认识。生命体具有生命自律的"活力"，这种特殊体系不仅受生理因素的影响，还受各种感觉器官所引起的随机性的动态反应的影响[1]。

2002 年，国家自然科学研究重大计划《中医药学几个关键科学问题的现代研究》中提出了"综合运用现代数学、物理学、化学、信息科学及生命科学相关学科的最新进展提供的新理论、新技术等，以揭示中医药学基础理论的科学内涵为突破口，争取中医药基础理论能在源头上有所创新，为中医药现代化与国际化奠定基础"的科学目标[65]。

舌体传热机制的研究最初始于舌红外热像的测试。1985 年，天津大学与天津中医学院，首次在国内外开展了人舌温度的红外热像检测与临床研究。初步研究表明，舌温与年龄、舌质、舌色有关，不同病证患者的舌温存在显著性差异，这证实了舌面不同部位的温度确实与不同脏器的疾病有关。研究结果论证了中医关于舌面分区与脏腑有关的理论。这不仅为中医舌诊研究提供了客观的理论基础，也为生命科学研究开辟了一个新的领域。

2000 年，作者所在的研究团队承担了国家和天津市自然科学基金——舌体传热与中医舌诊机理研究，重点研究了舌血液灌注率对舌面温度场的影响，讨论了临床不同舌象的舌质与舌面温度分布和血液灌注率的关系。通过数值模拟计算得到了不同截面处动物舌的温度场，建立了将动物舌作为楔形体的准一维数学模型，并得到了其解析解[66]。2005 年，承担了国家自然科学基金——舌体三维传热与传统医学的相关性，重点研究舌体血管空间参数变化对温度场的影响，根据大量实验得到了舌体的多种有关参数[67,68]，通过数值模拟，在舌体真实形状基础上，获得了舌体的三维温度场[68]。2011 年，承担了国家自然科学基金——冰温应用于复杂生物组织保存的热质传递机理探索，重点研究了冷灌注过程对器官温度和热应力的影响。2016 年，承担了国家青年和天津市青年基金项目——热疗过程中皮肤组织的热力行为与温度调控机制、皮肤组织血液灌注率温度依赖性研究，探讨了皮肤组织热疗过程中组织的调控机理。2017年，承担了国家自然科学基金——冷驱动下生命材料质迁移特征与力学行为耦合的相关性，旨在探索水分—热量—生物力学三场耦合微观层面的传热传质研究。

在工程热物理与生物医学结合的其他方面，北京科技大学张欣欣教授团队和上海交通大学张爱丽教授团队分别获得了生物传热相关方向的国家自然科学基金重大研究项目的批准，分别为"靶病灶精准诊疗中的生物热物理基础问题研究"和"心血管病灶热物理治疗的能量精准控制"；上海理工大学一直从事低温生物学的相关研究，刘宝林教授和胥义教授分别承担了"三维多孔微载体及肝细胞复合体低温保存的关键问题"和"交变磁场诱导磁纳米粒子快速加热较大体积玻璃态生物材料的关键问题研究"的课题。

众多学者认为，21世纪是生命科学的世纪，通过学科交叉，跨越式发展热科学与生命科学，可以推动生物传热学的发展。生命科学的问题固然复杂，但通过新的研究方法和新技术实验手段，仍可取得预期的成果。这些问题的解决将有助于揭示生命热现象，并促使生物传热理论取得突破性进展。

参考文献

[1] 刘静.生物医学传热学的研究进展[J].力学进展,1996,26(2):198-213.

[2] 翁维良,黄世敬.中医舌诊客观化研究[J].中国科学,2001,13(1):78-82.

[3] 王琦.中医四诊客观化研究的现状与思考[J].科技潮,2000(7):106-109.

[4] 张伯礼,张金英,刘华一.舌红外热像检测技术与临床研究[J].天津中医学院学报,1989,8(2):48-49.

[5] 赵南明,王存诚.生命科学与热物理学再相遇:生命系统中的热耦合问题[J].物理,1998(3):19-23.

[6] 王维澎.中医舌诊测病多[J].大众中医学,1990,6(1):13-14.

[7] 北京中医学院中医系中医基础理论教研室.中医舌诊[M].北京:人民卫生出版

社,1980.

[8] 胡占盈,栗振华.舌诊的临床研究与思考[J].深圳中西医结合杂志,2001,11
    (3):145-147.

[9] 章熙民,诸凯,李惟毅,等.应用红外热像技术测试舌面温度的研究[J].天津大
    学学报,1991,24(3):20-24.

[10] 张伯礼,张金英,刘华一,等.中医舌诊客观化系列研究[J].天津中医学院学
    报,1992,11(4):34-38.

[11] 何尚宽,靳士英,王增星,等.舌动脉的常见类型及其临床意义[J].第一军医
    大学分校学报,1997,20(1):4-6.

[12] 何尚宽,王兴海,王增星,等.舌静脉引流的研究[J].第一军医大学分校学报,
    1996,19(2):86-89.

[13] 何尚宽,王兴海,钟世镇,等.舌静脉瓣的形态学研究[J].第一军医大学分校
    学报,1996,19(2):81-83.

[14] 何尚宽,王兴海,钟世镇,等.舌的静脉引流形态学研究[J].中国临床解剖学
    杂志,1996,14(3):169-171.

[15] 何尚宽,王兴海,王增星,等.舌脉诊和舌瓣外科有关的动脉形态学研究[J].
    中国临床解剖学杂志,1996,14(1):4-8.

[16] 诸凯,邹瑾,李艳,等.动物舌温与血液灌注率的关系特性研究[J].生物物理
    学报,2002,18(4):409-412.

[17] 张丽蓉,张伯礼,阮士怡,等.3032例健康人舌血流灌注量的检测和分析[J].
    中西医结合杂志,1989,9(4):207-209.

[18] 杨如芬,陈剑,李潇,等.舌彩色血流信号平均密度与中医舌质的相关性分析
    [J].中国超声诊断杂志,2006,7(6):406-407.

[19] 肖景文,魏艾红,黄世林.中医舌诊与舌微循环检测[J].微循环学杂志,2002,
    12(1):36-40.

[20] 王怡,翁维良,刘剑刚.血瘀证患者微循环容积波与舌诊比较研究[J].中国微
    循环,1997,1(1):42-44.

[21] 章熙民,张伯礼,诸凯,等.应用红外热像技术测试舌而温度的研究[J].天津
    大学学报,1991(3):20-24.

[22] 张珊琴,肖沪生,盛瑜雯.正常与阴虚舌质红外热图的观察[J].中西医结合杂
    志,1990,10(12):732-733.

[23] 刘黎青,周盛年,刘峰.老年不同辨证分型红外热像舌图特征[J].中医药学刊,2002,20(6):738-739.

[24] 刘黎青,周盛年,张亚伦.老年患者不同证型红外热像舌图温度负荷的变化[J].山东中医药大学学报,2003,27(1):34-36.

[25] 刘黎青,周盛年,刘斌.中医辨证分型与红外热像舌图特征及温度负荷变化关系的研究[J].中医杂志,2002,43(11):851-852.

[26] 刘黎青,周盛年,薛一涛.35例老年冠心病患者红外热像舌图特征比较[J].中医杂志,2002,43(5):373-374.

[27] 刘黎青,周盛年,张轶,等.糖尿病患者红外热像舌图及温度负荷变化的研究[J].山东生物医学工程,2001,20(3):11-14.

[28] 许兴国,张伯礼,诸凯.95例病毒性肝炎患者舌质红外热图的观察[J].浙江中医杂志,1994(5):231-232.

[29] 诸凯,汪建生,邹瑾,等.无创测取舌温与人舌血液灌注率的计算分析[J].工程热物理学报,2001,22(S1):68-70.

[30] 邹瑾,诸凯,魏璠,等.舌体一维传热模型解析解及舌温与血流、血液灌注率的关系[J].天津大学学报,2004,37(3):225-228.

[31] 诸凯,王朝露,陈瑞球,等.基于楔形体的舌一维传热模型及其解析解[J].天津大学学报,2005,38(10):882-886.

[32] 张元芳,王翔.21世纪中国器官移植的发展与思考[J].上海医学,2004,22(11):791-795.

[33] 韩永,石炳毅,徐燕杰.国内外器官移植的比较研究[J].医学与哲学,2006,27(11):60-63.

[34] 刘静.低温生物医学工程学原理[M].北京:科学出版社,2007:7-14.

[35] 王香君,殷浩,刘刚,等.采后桑椹冰温保鲜研究[J].食品工业,2020,41(9):193-198.

[36] 胡位荣,张昭其,蒋跃明.采后荔枝冰温贮藏技术的研究[J].中国农业科学,2005,38(4):797-802.

[37] 张娟,娄永江.冰温技术及其在食品保鲜中的应用[J].食品研究与开发,2006,27(8):150-152.

[38] 田标,陈申如,杨远帆,等.黑鲷无水保活技术的初步研究[J].集美大学学报,2004,9(3):221-225.

[39] 华泽钊.人体细胞的低温保存与冷冻干燥[J].制冷技术,2007,(2):16-19.

[40] HUA Z Z. Cryogenic thermophysical studies for clinical medicine [J]. Journal of Tsinghua University: natural science edition (English edition), 2002, 7 (2): 165-170.

[41] AHN H J,SOHN I P,KWON H C,et al. Characteristics of the cell membrane fluidity,actin fibers,and 12 mitochondrial dysfunctions of frozen-thawed two-cell mouse embryos[J]. Molecular reproduction and development,2002,61(4):466-476.

[42] 邓永林,沈中阳.移植供肝的获取和保存[J].山东医药,2003,43(30):50-51.

[43] MATSUDA H,YAGI T,MATSUOKA J,et al. Subzero nonfreezing storage of isolated rat hepatocytes in University of Wisconsin solution [J]. Transplantation,1999,67 (2):186-191.

[44] YOSHIDA K,MATSOI Y,WEI T,et al. A novel conception for liver preservation at a temperature just above freezing point[J]. Journal of surgical research,1999,81: 216-223.

[45] MAZUR P,LEIBO S P,CHU E H Y. et al. A two-factor hypothesis of freezing injury [J]. Experimental cell research,1972,71(2):345-355.

[46] JACOBSEN I A. Distribution and removal of glycerol by vascular perfusion in rabbit kidneys[J]. Cryobiology,1978,15(3):302-311.

[47] MICHENER M,HAGER J M,TERRELL J P,et al. Noninvasive blood perfusion measurement with a heat flux microsensor[J]. Advances in biological heat and mass transfer ASME,1991(22):1-8.

[48] FOUQUET Y,HAGER H,TERRELL J,et al. Blood perfusion estimation from noninvasive heat flux measurements[C]. Advances in biological heat and mass transfer ASME,1993(4):53-60.

[49] LIU J,XU L X. Estimation of blood perfusion using phase shift In temperature response to sinusoidal heating the skin surface [J]. IEEE transactions on biomedical engineering,1999,46:1037-1043.

[50] WU Y,NIEUWENHOFF M D,HUYGENF J P,et al. Characterizing human skin blood flow regulation in response to different local skin temperature perturbations [J]. Microvascular research,2017,111:96-10.

[51] CHARKOUDLIAN N. Skin blood flow in adult human thermoregulation:howit

works, when it does not, and why [J]. Mayo clinic proceedings, 2003, 78: 603-612.

[52] KEELLOGG D L, LIU Y, KOSIBA I F, et al. Role of nitric oxide in the vascular effects of local warming of the skin in humans [J]. Journal applied physiology, 1999, 86: 1185-1190.

[53] WIDMER R J, LAURINEC J E, YOUNG M F, et al. Local heat produces a shear-mediated biphasic response in the thermoregulatory microcirculation of the pallid bat wing [J]. American journal of physiology regulatory integrative and comparative physiology, 2006, 291: 625-632.

[54] ARCIEROJ C, CARLSON B E, SECOMB T W. Theoretical model of metabolic blood flow regulation: roles of ATP release by red blood cells and conducted responses [J], American journal of physiology, 2008, 295: 1562-1571.

[55] 赵阳. 基于Smith模型的三维有限元人体热调节模型 [D]. 大连: 大连理工大学, 2009.

[56] PENNES H H. Analysis of tissue and arterial blood temperatures in the resting human forearm [J]. Journal of applied physiology, 1948, 1(2): 93.

[57] YUE K, YU C, LEI Q, et al. Numerical simulation of effect of vessel bifurcation on heat transfer in the magnetic fluid hyperthermia [J]. Applied thermal engineering, 2014, 69(1/2): 11-18.

[58] YUAN P, LIU H, CHEN C, et al. Temperature response in biological tissue by alternating heating and cooling modalities with sinusoidal temperature oscillation on the skin [J]. International communications in heat and mass transfer, 2008, 35(9): 1091-1096.

[59] 张艳婷, 刘静. 考虑血液灌注温度依赖特性的相变生物传热分析 [J]. 航天医学与医学工程, 2001(3): 182-186.

[60] YUAN P, LIU H E, CHEN C W, et al. Temperature response in biological tissue by alternating heating and cooling modalities with sinusoidal temperature oscillation on the skin [J]. International communications in heat and mass transfer, 2008, 35(9): 1091-1096.

[61] KUMAR D, KUMAR P, RAI K N. Numerical solution of non-linear dual-phase-lag bioheat transfer equation within skin tissues [J]. Mathematical biosciences, 2017, 293: 56-63.

［62］HAZANEE A，LESNIC D. Determination of a time-dependent coefficient In the bio-heat equation ［J］. International journal of mechanical sciences，2014，88：259-266.

［63］KASHCOOLI M，SALIMPOUR M R，SHIRANI E. Heat transfer analysis of skin during thermal therapy using thermal wave equation ［J］. Journal of thermal biology，2017，64：7-18.

［64］翁杨. 热作用对血液灌注影响的建模与实验研究［D］. 武汉：华中科技大学，2006.

［65］国家自然科学基金委员会发布《中医药学几个关键科学问题的现代研究》等三个重大研究计划 2002 年度项目基金申请指南［J］. 中国科学基金，2002，(6)：55.

［66］李艳. 舌体纵剖面温度场数值计算及传热模型研究［D］. 天津：天津大学，2003.

［67］何坚. 基于组织光学方法的生物体导热系数研究［D］. 天津：天津大学，2006.

［68］王朝露. 舌体三维温度场的数值模拟及不确定分析［D］. 天津：天津大学，2006.

第二章　人舌温度与中医辨证特征

　　舌诊主要依靠医者目视观察患者舌部区域，以此探知人体脏腑的气血盛衰，判断病势、病位及疾病预后，是中医临床中必不可少的诊断环节。作为中医客观化研究的重要内容之一[1]，舌诊在提升中医临床诊疗水平方面具有重要意义。

　　基于生物传热理论分析舌面温度分布是研究中医舌诊客观化的主要切入点。红外热成像技术能够直观、客观并实时反应舌面温度场的变化，因此采用红外热像仪检测舌体状态，非常符合中医舌诊中"骤然一望"的要求。骤然一望的含义指观察舌体的时间是瞬间的，因为舌体伸出的时间过长，会使舌肌紧张导致舌面多种信息状态发生变化。根据研究目的，也可采用连续拍摄红外热像的方式，以获得舌体温度的变化特征。热成像技术为中医舌诊的量化提供了最新的技术手段和方法。

第一节　舌体红外热像特征

一、健康人舌和冠心病患者的舌体红外热像特征

　　应用红外热像仪分别测量健康人舌和冠心病患者的舌表面温度分布[2]（图2-1）。健康人舌温度分布均匀，从高温区到低温区规律性明显。高温区呈三峰状分布，全舌温度依次降低，其中以舌根部最高、舌边次之、舌

中较低、舌尖最低，各区域间温差显著。冠心病患者舌温呈层状分布，全舌温度普遍降低，其中以舌尖温度降低最为明显。舌体温度沿舌尖方向降低，但冠心病患者全舌舌温较健康人舌低。中医认为，冠心病属于气虚血瘀型症状，舌面温度分布主要反映了舌内血流量的供应状况。舌内血流量越旺盛，通过血流传输到组织内用于生化作用的养分越多，舌体的温度即随之升高。反之，如果舌内血流量减小，则舌温降低。当人体发生生理性波动或病理性变化时，舌的热平衡会紊乱，导致全舌温度发生变化。

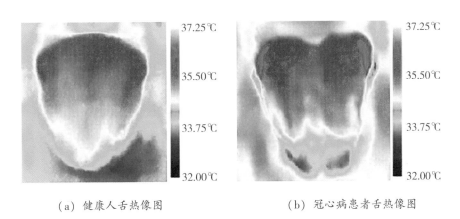

（a）健康人舌热像图　　　　　（b）冠心病患者舌热像图

图 2-1　人舌热像图

二、不同证候的舌体红外热像特征

对中医中常见的心阴不足证、气虚血瘀证和气血亏虚证的患者舌体红外热像进行比较分析，并总结各自的舌温分布特征。同时，对同一疾病不同证型的舌温分布特征进行比较，分析病理状态及证型对舌体红外热像的影响[2]。

1. 气虚血瘀证

主证：胸痛或胸闷。

次证：气短、乏力、心悸、面色少华、自汗。

舌象、脉象：舌体胖大有齿痕，舌质暗或紫暗或有瘀斑，脉沉弦。

以上主证必备，次证兼具 2 项以上，结合舌象、脉象即可诊断。

2. 心阴不足证

主证：胸痛时作或胸闷。

次证：心悸怔忡、心烦不寐、头晕、盗汗、口干。

舌象、脉象：舌体瘦薄或正常，舌红少津，无苔或苔薄而燥，脉细数或弦细或结代。

以上主证必备，次证兼具 2 项以上，结合舌象、脉象即可诊断。

3. 气血亏虚证

主证：心悸、乏力、面色苍白、唇甲色淡。

次证：头晕眼花、健忘、心烦、多梦。

舌象、脉象：舌质淡，或舌质淡红，苔薄白或白或厚，脉细弱。

以上主证必备，次证兼具 2 项以上，结合舌象、脉象即可诊断。

（一）病例来源

心阴不足证、气虚血瘀证和气血亏虚证的观察病例均为 2006 年 11 月—2007 年 4 月天津中医药大学第一附属医院、第二附属医院、中国医学科学院血液学研究所的患者。按照辨证分型标准分为 3 组。

气虚血瘀证组：共有 22 例冠心病心绞痛患者。其中，合并 II 期高血压病 4 例，合并 III 期高血压病 9 例，合并糖尿病 5 例，合并高脂血症 4 例。

心阴不足证组：共有 16 例冠心病心绞痛患者。其中，合并 I 期高血压病 3 例，合并 II 期高血压病 2 例，合并 III 期高血压病 5 例，合并 II 型糖尿病 3 例，合并高脂血症 3 例。

气血亏虚证组：共有 17 例冠心病心绞痛患者。其中，再生障碍性贫血 14 例，骨髓纤维化症 2 例，缺铁性贫血 1 例。

对照组：共有 16 例，为本校师生体格检查健康者。

（二）红外热像图获取方法

将对照组的舌体红外热像特征作为基础数据进行研究。通过连续记录舌体热像图及延时热像图获得更多信息。延时摄像的意义在于，连续拍摄观察可更多地反映舌体的本质因素，扩展了对舌象认识的视野，也便于从更多的角度对舌象本质进行研究。舌热像研究作为黑箱问题的一部分，通过多角度考察和多参数分析，可能会为舌象科学本质的研究探索一条新途径，同时也为舌诊客观化研究提供新的技术手段。

受试者测量前 30 min 应禁食冷、热食物及饮料，并避免进行体力运动和大量出汗。实验过程中，受试者需闭口 0.5 min，然后舌体自然伸出，与此同时瞬间录制舌体红外热像图。为避免舌体暴露时间过长，引起舌肌收缩导致舌体的血流改变，录制时间不可超过 16 s。在采集观察过程中，要求受试者尽量屏气，以减少因呼吸导致口腔内气流产生散热，保证检测数据的统一性和真实性。

根据中医理论，舌尖主心、舌中主脾胃、舌根主肾、舌旁主肝胆。基于这一理论，将舌体划分为五个区域，分区包括舌尖、舌中、舌根、左舌边、右舌边，加之全舌共 6 个区域（图 2-2）。通过图像处理技术，得到各区平均温度。

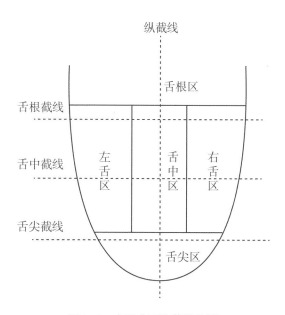

图 2-2 人舌分区和截线位置

（三）各组舌体红外热像比较

对照组的红外热像显示，最低温度为31.44℃、最高温度为34.71℃，平均舌温为33.10℃，舌温由高到低分布为：舌根>舌左边>舌右边>舌中>舌尖。延时后舌温由高到低分布为：舌根>舌中>舌左边>舌右边>舌尖。即左右舌旁的散热高于舌中部位，舌根区和舌中区16 s延时后温差为0.5℃左右。全舌在16 s延时后温差为1.0℃左右，其中舌尖温差为1.5℃左右，舌边温差介于全舌与舌尖之间。

气虚血瘀组患者的红外热像特征是最低温度为32.72℃、最高温度为35.99℃、平均舌温为34.80℃，舌温由高到低分布为：舌根>舌右边>舌左边>舌中>舌尖。延时后舌温由高到低分布为：舌根>舌中>舌右边>舌左边>舌尖。舌旁散热高于舌中部位，舌根区和舌中区16 s延时温差为0.7℃左右，全舌16 s延时温差为1.0℃左右，舌尖温差为1.4℃左右，舌边温差介于全舌与舌尖之间。

心阴不足组患者的红外热像特征是最低温度为33.62℃；最高温度为36.09℃、平均舌温为35.20℃，瞬时舌温由高到低分布为：舌根>舌左边>舌中>舌右边>舌尖。延时后舌温由高到低分布为：舌根>舌中>舌左边>舌右边>舌尖。舌旁散热高于舌中部位，舌根区和舌中区16 s延时温差为0.9℃左右，全舌16 s延时温差为1.3℃左右，舌尖温差为1.6℃左右，舌边温差大于全舌，与舌尖相近或稍高。

气血亏虚组患者的红外热像特征是最低温度为33.61℃、最高温度为36.37℃、平均舌温为35.17℃，瞬时舌温由高到低分布为：舌根>舌右边>舌左边>舌中>舌尖。延时后舌温由高到低分布为：舌根>舌中>舌右边>舌左边>舌尖。温度降低规律与上述相同，舌根区16 s延时温差为0.8℃左右，舌中区温差为1.2℃左右，全舌16 s延时温差为1.4℃左右，舌尖温差为2.1℃左右，舌边温差介于全舌与舌尖之间，接近于舌尖。

对各组舌面温度进行比较，对照组平均温度最低，与其他三组相比有显著性差异。心阴不足组和气血亏虚组温度最高，气虚血瘀组略低于前两组，其他分区各组无显著性差异。各组舌体温度分布各不相同，由高到低排序分别如下。

气虚血瘀组：舌根>舌右边>舌左边>舌中>舌尖。

心阴不足组：舌根>舌左边>舌中>舌右边>舌尖。

气血亏虚组：舌根>舌右边>舌左边>舌中>舌尖。

对照组：舌根>舌左边>舌右边>舌中>舌尖。

各组均以舌尖区温度最低。组间比较时，舌尖区温度以气血亏虚组最高，心阴不足组与其相近，并显著高于气虚血瘀组，对照组最低。全舌平均温度为：心阴不足组>气血亏虚组>气虚血瘀组>对照组，但组间同一区域的温度不同（表2-1、图2-3）。

表 2-1　各组瞬时舌温比较（$\bar{x}\pm s$）　　　　　单位：℃

分　区	气虚血瘀组	心阴不足组	气血亏虚组	对照组
全　舌	34.78±0.84**◇	35.19±0.71◇	35.17±0.82*◇	33.14±0.83*
舌　尖	33.93±1.03◇	34.69±0.82◇▲	34.49±1.13◇	32.42±1.19
舌左边	34.76±0.92*◇	35.25±0.67*◇	35.23±0.80**◇	33.24±0.95*
舌右边	34.84±0.89**◇	35.14±0.73◇	35.37±0.76**◇	33.18±0.90*
舌　中	34.73±0.87*◇	35.21±0.71◇	35.09±0.95*◇	32.98±0.92*
舌　根	35.22±0.74*◇	35.47±0.74**◇	35.45±0.77◇	33.54±0.68*

注：本节中数据来源于住院患者。由于炎症反应，3个疾病组的温度高于对照组，温度特征具有适用性。

与对照组比较，◇ $P<0.05$；与气虚血瘀组比较，▲ $P<0.05$；与舌尖比较，* $P<0.05$，** $P<0.01$。

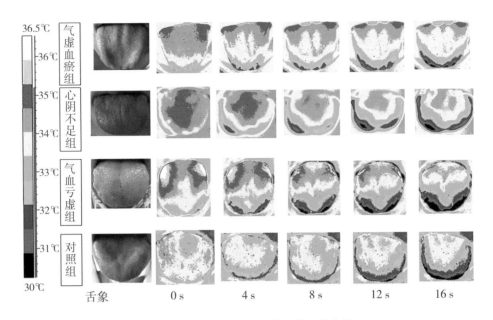

图2-3　各组舌体红外热像图的宏观比较

（四）不同证候的舌面温度极差比较

中医有"因时论治""证随时变"的辨证观点，证候处于不断变化的状态。中医对证候的认识和理解，大都采用"黑箱"的方法，以外知内，用外在现象来把握内部的本质规律，采用比类取象的类比推理方式，进行思辨思维。然而，这种认识方法对于深入疾病内部，在更深层次上揭示疾病的本质规律存在一定的困难。因此，可以利用热成像的方法与技术对证候舌面温度进行突破性的探索，这种学科之间的相互交叉和协同研究有助于辅助辨别寒热虚实证候。

在各组的舌面温度极值比较中，最低温度由高至低为心阴不足组>气血亏虚组>气虚血瘀组>对照组，3个疾病组与对照组相比有显著性差异，且气虚血瘀组与心阴不足组两型冠心病组之间也有显著性差异；最高温度由高至低为气血亏虚组>心阴不足组>气虚血瘀组>对照组，3个疾病组与对照组相比有显著性差异；4组舌中线温度均值比较与最高温度排序相同；4组温度极差比较由大到小为气虚血瘀组>对照组>气血亏虚组>心阴不足组，心阴不足组与气虚血瘀组、对照组之间有显著性差异（表2-2）。

表 2-2　各组舌面温度极差比较（$\bar{x}\pm s$）　　　　　　　　　单位：℃

分　组	最低温度	最高温度	均值	温度极差
气虚血瘀组	32.72±1.40◇	35.99±0.61◇	34.75±0.85◇	3.28±1.04
心阴不足组	33.62±0.96◇▲	36.09±0.69◇	35.11±0.63◇	2.48±0.76◇▲
气血亏虚组	33.61±1.33◇	36.37±0.54◇	35.25±0.90◇	2.76±0.93
对照组	31.44±1.31	34.71±0.68	33.06±0.80	3.27±1.18

注：与气虚血瘀组比较，▲$P<0.05$；与健康对照组比较，◇$P<0.05$。

第二节　三组证候舌体红外热像延时比较[2]

一、气虚血瘀组舌体红外热像延时观察

以下分别显示了不同时刻，气虚血瘀证舌体分区温度（表2-3）及舌体温度随时间的变化过程（图2-4）。气虚血瘀组瞬时热像温度分布规律为：舌根>舌右边>舌左边>舌中>舌尖。经过延时16 s后，其温度分布规律为：舌根>舌中>舌右边>舌左边>舌尖。每一时段舌体各区温度均高于舌尖区，且具有显著性差异。随着时间的延长，舌根温度显著高于除舌中的其他区域。

表2-3　气虚血瘀组不同时段舌温分布规律（$\bar{x}\pm s$）　　　　单位：℃

时段	0 s	4 s	8 s	12 s	16 s
全舌	34.78±0.84**	34.31±0.79**	34.06±0.87**	33.93±0.73***★	33.73±0.65***★★
舌尖	33.93±1.03	33.29±1.00	33.03±1.00	32.83±0.91	32.54±0.81
左边	34.76±0.92*	34.22±0.91***★	33.94±0.92***	33.81±0.86**★	33.57±0.86****★★☆
右边	34.84±0.89**	34.27±0.87***★	33.91±0.97***	33.86±0.68****	33.64±0.66****★★
舌中	34.73±0.87*	34.40±0.82***	34.27±0.88***	34.24±0.80***	34.11±0.79***
舌根	35.22±0.74*	34.88±0.74***	34.64±0.85***	34.53±0.80***	34.44±0.70***

注：与舌尖比较，*$P<0.05$，**$P<0.01$，***$P<0.001$；与舌中比较，☆$P<0.05$；与舌根比较，★$P<0.05$，★★$P<0.01$。

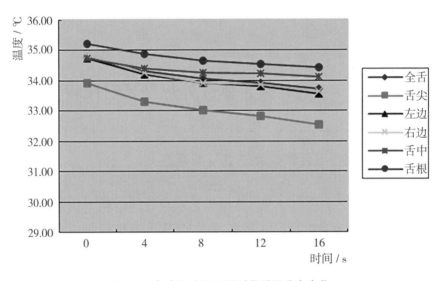

图2-4　气虚血瘀组不同时段舌温分布变化

二、心阴不足组舌体红外热像延时观察

以下分别显示了不同时刻，心阴不足证舌体分区温度（表2-4）及心阴不足证舌体温度随时间的变化过程（图2-5）。气虚血瘀组瞬时热像温度由高到低分布规律为：舌根>舌左边>舌中>舌右边>舌尖。舌根与舌左

边区显著高于舌尖区。经过延时 4 s 后，温度由高到低分布规律为：舌根>舌中>舌左边>舌右边>舌尖。除舌右边的其他各区温度显著高于舌尖区，舌根区与舌中区显著高于舌左右两边，显著性随延时增强。

表 2-4 心阴不足组舌体红外热像延时比较 ($\bar{x}\pm s$) 单位:℃

时段	0 s	4 s	8 s	12 s	16 s
全舌	35.19±0.71	34.69±0.65*	34.37±0.70***	34.16±0.72***	33.92±0.70***
舌尖	34.69±0.82	34.05±0.76	33.66±0.76	33.39±0.72	33.09±0.70
左边	35.25±0.67*	34.61±0.71**	34.23±0.79**	33.94±0.88☆**	33.64±0.99**☆
右边	35.14±0.73	34.52±0.70★	34.04±0.82☆**	33.78±0.76☆**	33.49±0.77***☆☆
舌中	35.21±0.71	34.88±0.67**	34.60±0.71**	34.47±0.75***	34.30±0.84***
舌根	35.47±0.74**	35.11±0.63***	34.90±0.66***	34.73±0.69***	34.54±0.69***

注：与舌尖比较，$^*P<0.05$，$^{**}P<0.01$；与舌中比较，$^☆P<0.05$，与舌根比较，$^★P<0.05$$^{★★}$，$P<0.01$。

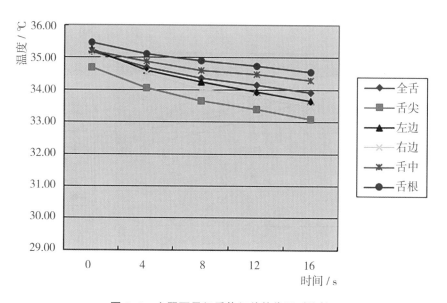

图 2-5 心阴不足组舌体红外热像延时比较

三、气血亏虚组舌体红外热像延时观察

以下分别显示了不同时刻，气血亏虚证舌体分区温度（表2-5）及气血亏虚证舌体温度随时间的变化过程（图2-6）。气血亏虚组瞬时热像温

表2-5　气血亏虚组舌体红外热像延时比较（$\bar{x}\pm s$）　　　　　　单位：℃

时段	0 s	4 s	8 s	12 s	16 s
全舌	35.17±0.82*	34.73±0.72***	34.41±0.64***★	34.06±0.74***	33.79±0.89***★★
舌尖	34.49±1.13	33.69±0.96	33.27±0.86	32.85±0.88	32.42±1.07
左边	35.23±0.80**	34.63±0.68***	34.13±0.59******	33.69±0.71**☆***	33.33±0.86*****★
右边	35.37±0.76**	34.69±0.62***	34.26±0.55****★	33.93±0.74***★★	33.45±1.10*****★
舌中	35.09±0.95*	34.80±0.81***	34.49±0.68***★	34.22±0.74***★	33.93±0.96****
舌根	35.45±0.77**	35.28±0.62***	35.12±0.58***	34.86±0.74***	34.71±0.83***

注：与舌尖比较，*$P<0.05$，**$P<0.01$；与舌中比较，☆$P<0.05$；与舌根比较，★$P<0.05$，★★$P<0.01$。

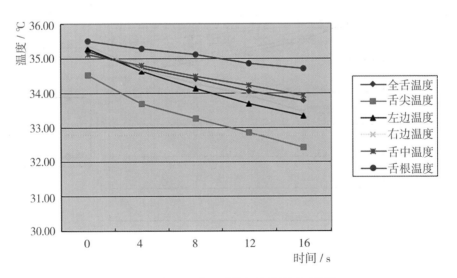

图2-6　气血亏虚组舌体红外热像延时比较

度由高到低分布规律为：舌根>舌右边>舌左边>舌中>舌尖。全舌各区均显著高于舌尖区。经过延时 4 s 后，其温度由高到低分布规律为：舌根>舌中>舌右边>舌左边>舌尖。舌体各区温度显著高于舌尖区，舌根区显著高于舌体其他各区，并随延时显著性增强。除舌尖区外，舌中区温度与舌根区、舌右边区接近，仅在延时 12 s 时与舌左边相比有显著性差异。

四、延时 16 s 三组舌温比较

以下分别显示了延时 16 s 各组舌温比较（表 2-6、图 2-7）。经延时 16 s 后，3 个疾病组舌温均显著高于对照组，平均舌温以心阴不足组最高，3 个疾病组组间比较无显著性差异。组内不同分区比较显示，舌边、舌尖各区温度显著低于舌根区，气血亏虚组舌中区温度显著低于舌根区。气虚血瘀组、气血亏虚组温度分布规律为：舌根>舌中>舌右边>舌左边>舌尖。对照组与心阴不足组温度分布规律为：舌根>舌中>舌左边>舌右边>舌尖。

表 2-6　延时 16 s 各组舌温比较 $(\bar{x}\pm s)$　　　　　单位：℃

分　区	气虚血瘀组	心阴不足组	气血亏虚组	对照组
全　舌	33.73±0.65***★★◇◇◇	33.92±0.70***◇◇◇	33.79±0.89****★★◇◇◇	32.18±0.79**
舌　尖	32.54±0.81◇◇◇	33.09±0.70△△△△	32.42±1.07◇◇◇	30.89±0.96
舌左边	33.57±0.86***☆★★◇◇◇	33.64±0.99☆★★◇◇◇	33.33±0.86**★★★◇◇◇	31.96±0.91*
舌右边	33.64±0.66****★★◇◇◇	33.49±0.77☆★★★★◇◇◇	33.45±1.10**★★★◇◇◇	31.84±0.83*
舌　中	34.11±0.79***◇◇◇	34.30±0.84***◇◇◇	33.93±0.96***★◇◇◇	32.50±0.86**
舌　根	34.44±0.70***◇◇◇	34.54±0.69***◇◇◇	34.71±0.83***◇◇◇	33.03±0.79**

注：与舌尖比较，*P<0.05，**P<0.01，***P<0.001；与舌中比较，☆P<0.05；与舌根比较，★P<0.05，★★P<0.01，★★★P<0.001；与对照组比较，◇P<0.05，◇◇P<0.05，◇◇◇P<0.05；与气血亏虚组比较，△P<0.05。

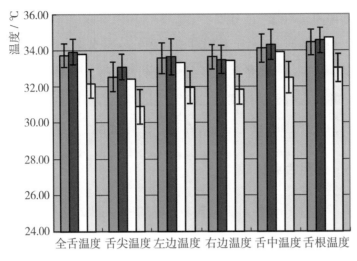

图 2-7　延时 16s 各组舌温比较

五、延时 16 s 三组舌温温差比较

以下分别显示了延时 16 s 各组舌温温差比较，考察了延时 16 s 舌体温度变化幅度（表 2-7、图 2-8）。结果显示，气血亏虚组舌温温差最大，除舌根区外，与气虚血瘀组和对照组相比均有显著性差异。心阴不足组在舌边区与舌中区舌温变化幅度与气血亏虚组相近，但高于气虚血瘀组和对照组，舌中区与舌根区温度变化显著高于对照组。在各组中，心阴不足组的舌根区温度变化幅度最大。舌尖区温度变化接近气虚血瘀组和对照组，但显著低于气血亏虚组。

表 2-7　各组间舌温延时 16 s 温差比较 （$\bar{x} \pm s$）　　　　　单位：℃

分　区	气虚血瘀组	心阴不足组	气血亏虚组	对照组
全　舌	1.05±0.49△	1.28±0.61	1.41±0.47	0.96±0.39△
舌　尖	1.39±0.69△△	1.60±0.46△	2.11±0.49	1.53±0.65△△

（续表）

分　区	气虚血瘀组	心阴不足组	气血亏虚组	对照组
左　边	$1.19\pm0.56^{\triangle\triangle}$	1.61 ± 0.89	1.95 ± 0.64	$1.29\pm0.45^{\triangle\triangle}$
右　边	$1.21\pm0.53^{\triangle\triangle}$	1.65 ± 0.64	1.92 ± 0.96	$1.34\pm0.41^{\triangle}$
舌　中	$0.62\pm0.54^{\triangle\triangle}$	0.91 ± 0.72	1.19 ± 0.59	$0.48\pm0.31^{\triangle\triangle*}$
舌　根	0.78 ± 0.57	0.92 ± 0.69	0.79 ± 0.48	$0.52\pm0.45^{*}$

注：与气虚血瘀组比较，▲$P<0.05$，▲▲$P<0.01$；与心阴不足证比较，$*P<0.05$；与气血亏虚组比较，$^{\triangle}P<0.05$，$^{\triangle\triangle}P<0.01$。

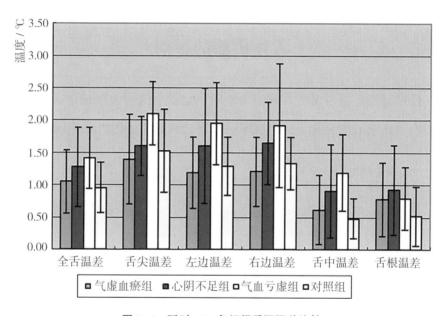

图 2-8　延时 16 s 各组间舌温温差比较

在各组舌温的比较中，对照组舌温最低，且与其他三组比较有显著性差异。其中，气血亏虚组与心阴不足组舌温较高，气虚血瘀组舌温较低。心阴不足者，津亏液少，阴不制阳，虚阳浮跃，热自内生。同时，内有瘀阻实邪，正气奋起抗邪，邪正交争而生热。气血亏虚者为正气不足，精血衰少，阴不敛阳，虚阳外越，虚热外露，患者少气、乏力，也为正气外脱，因虚致热的佐证。此时，虽舌体温度高于正常值，但浮跃之阳气，易损易耗，温煦无力，肌腠不温，故舌体延时温差最大，舌中部相对温度降低明显。舌边区、舌尖区温度下降明显，也为血脉不充，气不化阳之故。气虚血瘀组较气血亏虚组与心阴不足组舌温低，但高于对照组，是为正气不足，血行无力，瘀阻脉中，脉流迟缓，舌尖血脉不能温煦之故。正虚邪实，正气抗邪无力，虚多实少，邪正交争不剧。邪阻脉内，瘀而生热，热势尚微则呈现出与对照组相比舌温升高、舌尖区温度降低、延时温度降幅较大的现象。

第三节　药物干预对冠心病心绞痛患者舌体传热的影响

比较冠心病心绞痛患者辨证为心阴不足证、气虚血瘀证的舌体红外热像图在治疗前后的变化，分析临床治疗对心绞痛患者舌红外热像的影响。

一、病例来源

冠心病心绞痛观察病例均为2006年11月—2007年4月天津中医药大学第一附属医院、第二附属医院心内科的住院患者，住院时间不超过1周。按照胸痹（心阴不足证、气虚血瘀证）诊断标准，急性冠心病心绞痛患者发病1周内，辨证为气虚血瘀证、心阴不足证的患者共12例，分为两组。其中，气虚血瘀组7例，男性2例、女性5例；心阴不足组5例，女性3例，男性2例。

二、两组胸痹患者治疗前后生命体征比较

（一）治疗前后血氧饱和度比较

两组胸痹患者的血氧饱和度在治疗1周后，较治疗前升高，但无显著性差异（表2-8、图2-9）。

表 2-8 治疗前后血氧饱和度比较 ($\bar{x}\pm s$)　　　　　单位：%

组　别	治疗前	治疗后	差　值
气虚血瘀组	95.89±1.46	96.40±0.98	0.45±1.08
心阴不足组	95.93±1.20	96.73±1.67	0.80±1.41

注：$P>0.05$。

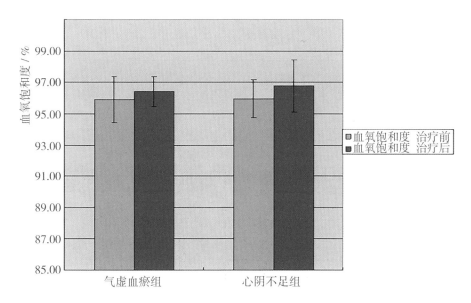

图 2-9　治疗前后血氧饱和度比较

（二）治疗前后舌体血流灌注率比较

两组胸痹患者治疗前后舌体血流灌注率的测量结果显示，治疗后两组患者的舌尖部血流灌注率较治疗前均有增加趋势，但气虚血瘀组与心阴不足组舌中部的血流灌注率分别表现出降低和升高的趋势（表 2-9、图 2-10）。

表 2-9　治疗前后舌体血流灌注率变化 ($\bar{x}\pm s$)　　单位：kg/（m³·s）

时间	气虚血瘀组		心阴不足组	
	舌尖	舌中	舌尖	舌中
治疗前	3.22±0.75	3.47±0.76	3.19±0.77	3.2±0.87
治疗后	3.42±0.50	3.21±0.31	3.74±1.41	3.77±1.02

注：$P>0.05$。

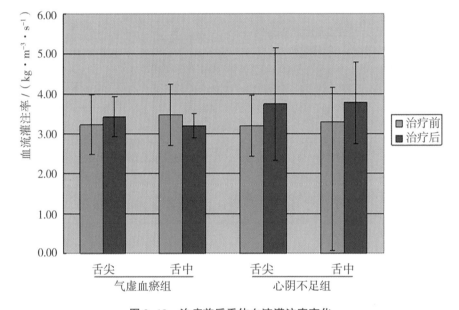

图 2-10　治疗前后舌体血流灌注率变化

（三）治疗前后舌体色度学变化

两组胸痹患者治疗前后舌体 R（红）、G（绿）、B（蓝）比率均发生改变，R 比升高，B 比降低，气虚血瘀组 G 比降低，而心阴不足组 G 比升高（表 2-10、图 2-11、图 2-12）。

表 2-11　治疗前后舌色 R、G、B 比例变化 ($\bar{x}\pm s$)　　　　　单位：%

色度比	气虚血瘀组		心阴不足组	
	治疗前	治疗后	治疗前	治疗后
R 比	43.49±3.20	48.95±5.95	44.59±4.07	47.78±7.35
G 比	27.10±1.42	26.08±1.68	25.79±2.20	26.22±2.84
B 比	29.41±2.56	24.97±4.81	29.62±2.30	26.01±5.10

注：$P>0.05$。

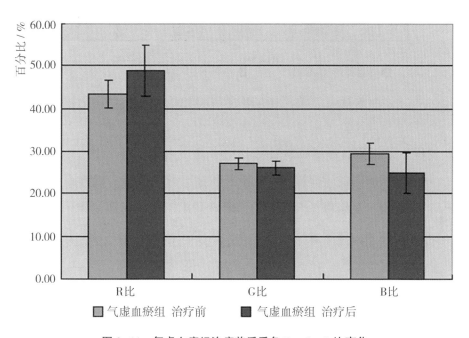

图 2-11　气虚血瘀组治疗前后舌色 R、G、B 比变化

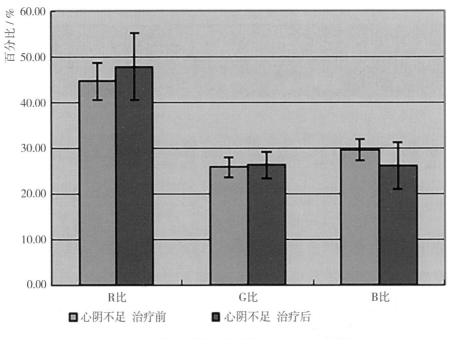

图 2-12　心阴不足组治疗前后舌色 R、G、B 比变化

（四）治疗前后舌津液量变化

两组胸痹患者的舌津液量治疗后均发生变化。其中，气虚血瘀组由高降低，而心阴不足组由低升高。治疗前组间比较有显著性差异，治疗后组间比较差距缩小，津液量接近（表 2-12、图 2-13、图 2-14）。

表 2-12　治疗前后舌津液变化（$\bar{x}\pm s$）　　　　　　　　　单位：%

分　组	治疗前	治疗后
气虚血瘀组	56.46±3.36[*]	49.88±5.42
心阴不足组	45.24±3.93[☆☆]	47.70±3.78

注：治疗前后比较，[*]P<0.05；组间比较，[☆]P<0.05，[☆☆]P<0.01。

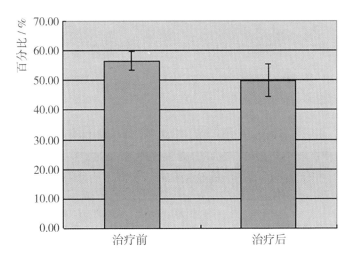

图 2-13 气虚血瘀组治疗前后舌津液变化

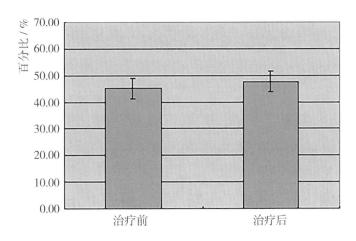

图 2-14 心阴不足组治疗前后舌津液变化

三、两组胸痹患者治疗前后舌体温度变化

两组胸痹患者治疗前后舌体温度分布规律均为：舌根>舌左边>舌右边>舌中>舌尖。心阴不足组各区舌温均高于气虚血瘀组。治疗后心阴不足组舌温降低，气虚血瘀组舌右边区治疗前后舌温无明显变化，两组各区舌温比较接近。气虚血瘀组治疗前后舌温分布变化幅度≤0.2℃，总体趋于

平稳。其中，全舌、舌中、舌根温度轻度下降，舌左右边及舌尖区温度轻度升高。心阴不足组舌体各分区舌温均较治疗前降低，变化幅度为 0.5℃左右（表 2-13、图 2-15）。

表 2-13 不同分区治疗前后舌温比较（$\bar{x}\pm s$）　　　　单位：℃

分 区	气虚血瘀组		心阴不足组	
	治疗前	治疗后	治疗前	治疗后
全 舌	34.64±0.86	34.61±0.66	35.03±1.04	34.55±0.94
舌 尖	33.84±1.21	33.97±0.97	34.28±1.18	33.68±1.13
舌左边	34.57±1.02	34.71±0.35	35.17±0.96	34.62±0.85
舌右边	34.80±0.90	34.81±0.70	35.10±0.91	34.55±0.97
舌 中	34.57±0.93	34.54±0.80	34.90±1.12	34.48±1.09
舌 根	35.04±0.74	34.93±0.63	35.40±1.03	34.90±0.93

注：$P>0.05$。

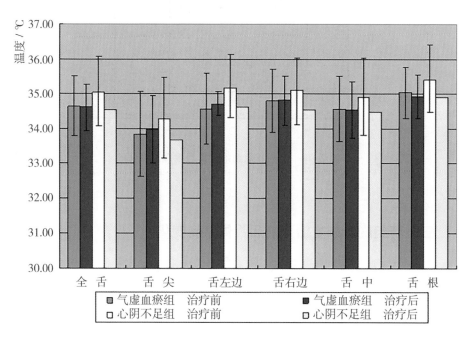

图 2-15 不同分区治疗前后舌温比较

（一）治疗前后舌温极差比较

气虚血瘀组治疗前，舌体最低温度、最高温度均低于心阴不足组，舌体最低温度接近。气虚血瘀组治疗后，舌温下降不明显，而心阴不足组舌温降低明显，气虚血瘀组舌体最低温度、最高温度均高于心阴不足组（表2-14、图2-16、图2-17）。

表 2-14　两组胸痹患者治疗前后舌温极差比较（$\bar{x}\pm s$）　　单位:℃

舌　温	气虚血瘀组		心阴不足组	
	治疗前	治疗后	治疗前	治疗后
最低温度	33.13±1.18	33.09±1.28	33.38±1.31	32.78±1.05
最高温度	36.09±0.70	36.06±0.83	36.45±1.11	35.88±0.79
均　　值	34.94±0.88	34.63±1.07	34.97±1.02	34.42±1.03
舌温极差	2.96±0.81	2.97±0.83	3.07±0.84	3.10±0.64

注：$P>0.05$。

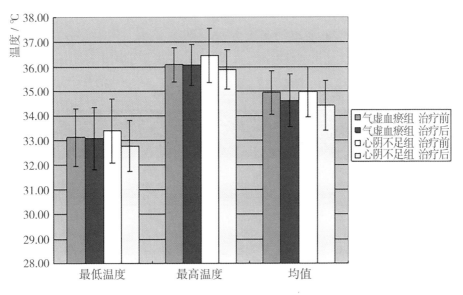

图 2-16　两组胸痹患者治疗前后舌温极值比较

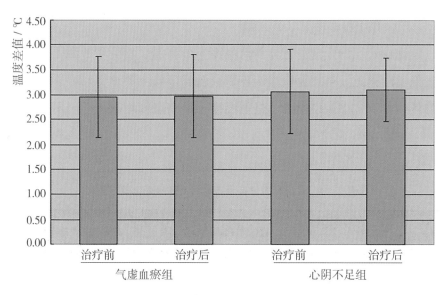

图2-17 两组胸痹患者治疗前后舌温极差比较

(二) 治疗前后舌温延时变化幅度比较

气虚血瘀组治疗后,各区舌温延时变化幅度除舌根外均有增加趋势,而心阴不足组治疗后,舌边区、舌尖区舌温延时变化幅度呈减小趋势,舌中区无变化,舌根区略有增加(表2-15、图2-18)。

表2-15 治疗前后舌温变化幅度比较 ($\bar{x} \pm s$)　　　　单位:℃

分 区	气虚血瘀组		心阴不足组	
	治疗前	治疗后	治疗前	治疗后
全 舌	1.03±0.30	1.10±0.34	1.43±0.28	1.33±0.74
舌 尖	1.37±0.61	1.44±0.39	1.70±0.35	1.55±0.69
舌左边	1.26±0.45	1.44±0.81	1.98±0.35	1.68±0.87
舌右边	1.19±0.29	1.53±0.31	1.87±0.36	1.70±0.79
舌 中	0.59±0.56	0.77±0.34	0.92±0.39	0.92±0.90
舌 根	0.84±0.44	0.80±0.49	1.07±0.39	1.15±0.80

注:$P > 0.05$。

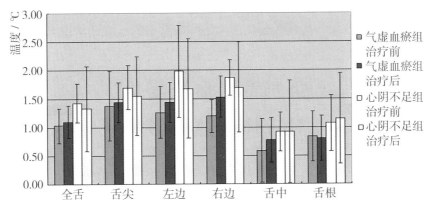

图 2-18　治疗前后舌体各区舌温 16 s 延时温差

随着治疗的进行，两组患者的舌温均有不同变化的趋势。气虚血瘀组的舌温变化幅度较小，两舌边的变化没有明显规律，总体舌温略有下降并逐渐趋于平稳，而舌边区、舌尖区舌温呈小幅上升。心阴不足组在各区的舌温均有下降，下降幅度为 0.5℃左右。舌温延时变化幅度为心阴不足组高于气虚血瘀组。经治疗后，两组舌温变化幅度呈接近趋势。药物治疗疾病通过扶正祛邪、平抑阴阳，使机体达到新的平衡，舌体温度分布与变化趋势也随病情的改变而呈现出不同的特征。不同证型的急性冠心病心绞痛患者舌温特征不同，治疗取得一定疗效后，舌温的变化趋势各具特点。这提示了人们通过舌体红外热像特征可以反映出不同疾病的病理性质、病理阶段，舌体红外热像特征与中医舌象特征、疾病的辨证分型存在必然联系。

参考文献

[1] 张伯礼,张金英,刘华一,等.中医舌诊客观化系列研究[J].天津中医学院学报,1992,11(4):34-38.

[2] 姜智浩.不同病证舌体红外热像特征研究及影响因素分析[D].天津:天津中医药大学,2007.

第三章　血流变化
对舌体传热的影响

为了深入分析舌体传热特征，探讨生物传热与中医舌诊机理的相关性，对舌体内血液流动变化引起的舌质改变进行定量化研究至关重要。以造模成功的动物（猪）为研究对象，使用红外热像仪测量舌表面温度，并用多普勒血流计（有创）测量舌总动脉的血流，以此获取全舌的血液灌注率。实验分析了典型证型下的猪舌血流状态及血管分布情况，并研究了证型与舌体温度分布（通过红外热像获得）之间的直接关系。通过测定猪舌的血液灌注率和舌温，得到了舌面温度与血液流量之间的特征关系，从而深入探讨临床舌质、舌面温度分布和血液灌注率之间的演变规律，为定量化的数值计算提供依据。

第一节　正常猪舌的血流特征

一、正常猪舌血液灌注率

对照组指未对猪进行"造模"，除麻醉以外，不施加任何药物。根据对照组猪舌内血液灌注率随时间的变化关系（图3-1）可知，血液灌注率受呼吸、运动等因素影响而有所波动，达到稳定状态时，$W_b = 4.8 \text{ kg/(m}^3 \cdot \text{s)}$。

对4只猪抽取血样进行血气分析，得到动脉、静脉血氧含量（表3-

1）。结果表明，每只猪的静脉血氧含量差异较大，动脉血氧含量接近。这表示每只猪耗氧量存在差异，个体间的代谢状况不同，生物代谢热也因个体差异而有所不同。

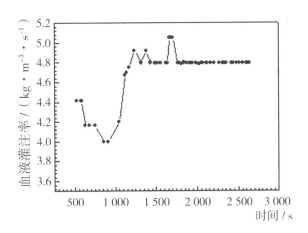

图 3-1　对照组猪舌内血液灌注率随时间的变化关系

表 3-1　猪舌动脉、静脉血氧含量测量结果

组　别	动脉血氧含量/ %	静脉血氧含量/ %	动静脉血氧含量之差/ %
No. 1 猪	20. 7	17. 1	3. 6
No. 2 猪	20. 7	17. 9	2. 8
No. 3 猪	20. 8	19. 4	1. 4
No. 4 猪	20. 6	16. 8	3. 8
平均值	20. 7	17. 8	2. 9

二、血液温度的确定

采用热电偶直接测得对照组猪舌动脉、静脉血液温度（表 3-2）。

表 3-2 猪舌动脉、静脉血液温度测量结果

类　别	No. 1 猪	No. 2 猪	No. 3 猪	平均值
动脉血温度 $T_a/℃$	40.52	40.63	39.59	40.25
静脉血温度 $T_b/℃$	36.94	37.18	37.67	37.26

　　各直径量级的动脉血液温度采用线性插值的方法计算得出（表 3-3），具体方法为：将热电偶测得的猪舌动脉血温度视为最大直径动脉血的温度。由于流经毛细血管的血液与组织进行物质和能量交换后汇集到静脉血管，如果不考虑血液流入静脉血管的沿程损失，那么静脉血的温度将等于毛细血管内血液的温度，即将此种情况下的温度视为最小直径动脉血温度。

表 3-3 各直径量级血管的血液温度

直径/μm	330	350	380	400	450	480
$T_a/℃$	37.26	37.31	37.38	37.42	37.54	37.61
直径/μm	500	520	550	570	600	630
$T_a/℃$	37.66	37.71	37.77	37.82	37.89	37.97
直径/μm	700	800	1 000	1 200	1 400	1 600
$T_a/℃$	38.13	38.36	38.83	39.30	39.75	40.25

第二节　血流对舌体传热的影响

　　采用动物病理模型，用红外热像仪测取舌表面温度热像图，并通过多普勒血流计测量舌总动脉血流，进而计算血液灌注率。观察不同病理状态下动物舌血流状态及血管分布情况与舌热像的关联性。通过测定猪舌的血液灌注率和舌温，得到舌表面温度与血液流量之间的特征关系。由此，可以探讨临床不同病证下的舌质与舌面温度分布和血液灌注率的演变规律，

为舌诊客观化研究提供依据。

一、材料与方法

（一）实验动物

2月龄雄性仔猪，数量3只，体重11~12 kg。由天津中医药大学动物中心提供。

（二）实验药品

3%戊巴比妥钠，2 μL/50 mL肝素钠，ABS塑料，乙酸乙酯，邻苯二甲酸二丁酯，颜料（红色、蓝色），1%乙二胺四乙酸（EDTA），10%高分子右旋糖苷（50万 Da溶液），37%盐酸。

（三）实验仪器

MP-150型多导生理记录仪，多普勒血流计，激光多普勒血流仪，ABL-5血气分析仪，PM390红外摄像仪，电子天平，离心机，半自动生化仪，MD-Ⅱ细胞仪，R-80自动血流变仪，A75数码相机，铜（康铜）热电偶，电流表，体温计等。

（四）试验步骤

1. 试验分组

雄性仔猪3只，随机分为对照组、血瘀证组和血虚证组。

2. 动物造模

（1）血瘀证组：造模前，动物称重并经耳缘静脉抽取6 mL外周血，加入2 μL/50 mL肝素钠，进行血流变检测。同时，测取实验动物的心率、体温（肛温）。

动物麻醉后，以10%高分子右旋糖苷溶液（50万 Da）为造模药物，通过耳缘静脉注射。首次注射剂量为5 mL/kg，每隔日1次。于给药前、给药后20 min、给药后24 h测取血流变检验。参考血流变值，给药量逐渐增加至10 mL/kg。造模成功后，以5 mL/kg的剂量继续注射10%高分子右旋糖苷溶液，隔日1次，连续2周。

（2）血虚证组：对动物进行称重，并通过耳缘静脉抽取外周血 0.4 mL，加入 1%EDTA 进行血常规检测。同时，测取实验动物的心率和体温（肛温）。

通过肢体末端、腹壁静脉和后肢浅动脉（麻醉后）进行穿刺放血，隔日 1 次，每次取血量 30~50 mL，实验中连续放血 12 次，24 d 后完成模型建立。

3. 观测指标

（1）称重，量取体温、脉搏、呼吸频率。

（2）麻醉，3%戊巴比妥钠生理盐水溶液 1 mL/kg 腹腔注射。

（3）抽取外周血，行血常规检验与血流变检查。

（4）记录实验室温度，室内湿度。量取麻醉后体温、脉搏、呼吸频率（目测）等生理参数。

（5）记录数码摄像及红外摄像，记录并计算舌血流灌注率，测量舌体长度。

（6）在猪颈部做一长 5 cm 的斜向切口，分离组织，于下颌下腺深层寻找舌神经及伴行的舌动脉、舌静脉，施行血管剥离手术，游离分出舌动脉、舌静脉，将 CBI-8000 多普勒系统中的传感器嵌套在舌动脉上，测取舌动脉血流。再次获取舌热像图及舌体血液灌注率，并和术前状态作比较。

（7）开始测量血液流量，待稳定后读出血流量值。

（8）抽取动脉和静脉血样，行舌动脉、舌静脉血气分析，以获得血氧含量等多项指标并行血液流变学分析，检测不同切变率下的血液黏度等参数。

（9）分离双侧动静脉，分别结扎颈内动静脉及颌下浅动静脉，于颈总动静脉进行血管插管。

（10）将舌体血管内的血冲洗干净，保证血管畅通。

（11）经舌总动脉注入预先配好的红色塑料溶液，然后向舌总静脉注入蓝色塑料溶液。灌注压力应适当，避免血管破裂造成铸型失败，同时观察舌体颜色变化。

（12）将猪舌离断，测量完舌体长度后，放入37%盐酸溶液中，待肌肉组织完全腐蚀后取出。

（13）干燥后，即获得完整的猪舌动静脉血管铸型。

（14）进行血管修剪，获取血管坐标及管径。

二、造模结果

术前检测血虚证组动物基础体温为38.1℃，血瘀证组动物基础体温为38.4℃。环境温度为21.0±0.5℃，环境湿度为37%±7%。

（一）舌动脉血流及动脉血氧饱和度比较

三组中，血瘀证组舌动脉血流最高，而动脉血氧饱和度最低。血虚证组表现相反，对照组居两者之间（表3-4）。

表 3-4　三组动物舌动脉血流与血氧饱和度比较

血气分析	对照组	血虚证组	血瘀证组
舌动脉血流/（mL·min^{-1}）	8.00	6.55	8.50
动脉血氧饱和度/%	91.7	97.6	83.7

（二）舌动脉血管铸型管径及空间结构比较

比较各组的舌体铸型发现，动物实体血管管径在不同的病理状态下的分布与形态不同。血瘀证组舌动脉管径最大值等于对照组，最小值与对照组相近；血虚证组舌动脉管径最大值略小于其他两组，但主干末段直径明显小于对照组与血瘀证组，约为其他两组的75%。三组舌体动脉分支数相近，分别为18、20、21支，对照组分支数最少，全部数据以右侧支为准（表3-5）。

表 3-5　舌动脉形态

项　目	对照组	血瘀证组	血虚证组
舌体长度/mm	108	107	112
血管分支/支	18	20	21
最大直径/mm	2.00	2.00	1.88
末段直径/mm	0.40	0.40	0.30

在舌动脉不同节段管径的比较中,各组直径血管在不同节段基本相似,唯有主干末段血管管径血虚证组较其他两组明显变小(表 3-6)。

在舌动脉分支管径及空间结构比较中,近起始端三分支以血瘀证组管径最大,对照组略高于血虚证组,三支的二级分支以血瘀证组最大、血虚证组最小。血瘀证组血管直径大于 0.70 mm 的共 7 个分支,另两组其余分支管径均小于 0.70 mm。二级分支以血瘀证组分支数最多,为 3~5 支,其他两组为 2~3 支(表 3-7)。

表 3-6　舌动脉不同节段管径　　　　　　　　　　　　单位:mm

主干直径	对照组	血瘀证组	血虚证组
起始直径	1.88	2.00	1.68
2 区直径	2.00	1.92	1.88
3 区直径	1.52	1.60	1.86
4 区直径	1.30	1.06	1.20
5 区直径	0.70	0.74	0.80
末段直径	0.40	0.40	0.30

表 3-7　舌体动脉分支管径及空间结构　　　　　　　　单位：mm

舌体动脉血管	对照组直径	血瘀证组直径	血虚证组直径
第一分支直径	1.20	1.10	0.90
二级分支	0.56	0.70	0.50
第二分支直径	0.86	0.86	0.86
二级分支	0.50	0.84	0.58
第三分支直径	0.70	0.86	0.68
二级分支	0.50	0.80	0.40

在动物实验中，舌体铸型的共同特征为：两侧根部血管对称，右侧动脉主干末端约 2/5 区域直径大于左侧，在末端 1/5 范围内存在连接左右动脉主干的交通支，直径与相应节段血管直径大小相近。

第三节　舌体红外热像分区比较

一、舌体红外热像分区平均温度比较

全舌温度以对照组最高，舌面各分区温度高于其他两组，血虚证组舌温最低，各组舌体温度场分布不同。对照组分区温度由高至低依次为：舌根区>右边区=左边区>舌中区>舌尖区。血瘀证组舌温略高于血虚证组，分区温度由高至低依次为：舌根区>舌中区>左边区>右边区>舌尖区。血虚证组舌分区温度由高至低依次为：舌根区>右边区>左边区>舌中区>舌尖区（表3-8、图3-2）。

表3-8　三组动物舌面分区平均温度比较　　　　　单位:℃

分　组	全舌区	舌尖区	左边区	右边区	舌中区	舌根区
对照组	36.0	35.2	35.6	35.6	35.3	36.4
血瘀证组	35.7	34.5	34.9	34.7	35.5	36.4
血虚证组	35.3	34.7	35.1	35.3	34.9	35.7

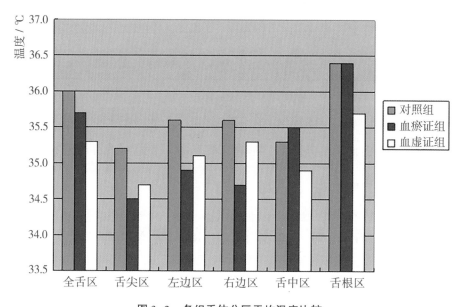

图3-2　各组舌体分区平均温度比较

二、舌体红外热像分区延时比较

将动物舌体暴露于空气中,由最初瞬间开始拍摄舌体红外热像图,每4 s记录1帧,连续记录10帧。按舌面分区比较各区平均温度,以及舌面最高与最低温度。

(一) 全舌平均温度比较

全舌温度初始以对照组最高,血瘀证组次之。随着舌体与外界热交换的进行,各组舌温均下降,血虚证组与对照组接近,而血瘀证组舌温下降缓慢，于 10 s 后高于其他两组（表 3-9、图 3-3）。

表 3-9 全舌平均温度 单位：℃

延时	对照组	血虚证组	血瘀证组
0 s	36.0	35.3	35.7
4 s	35.8	35.1	35.6
8 s	35.1	35.0	35.0
12 s	34.9	—	35.3
16 s	34.8	—	35.2
20 s	34.7	34.3	35.0
24 s	34.6	34.2	34.9
28 s	34.3	34.4	34.9
32 s	34.2	34.1	34.7
36 s	34.1	34.0	34.8

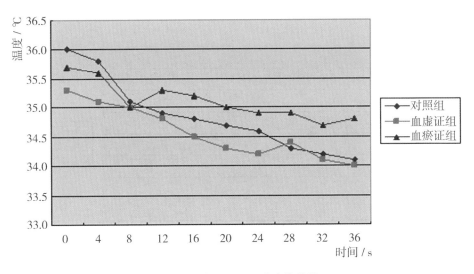

图 3-3 全舌平均温度变化趋势

（二）舌尖区平均温度比较

舌尖区温度初始以对照组最高，血虚证组次之。舌体与外界进行热交换 36 s 后，各组舌温均下降，血虚证组与血瘀证组接近，对照组舌尖区温度最低（表 3-10、图 3-4）。

表 3-10　舌尖区温度　　　　　　　　　　　　　　　　　　单位：℃

延时	对照组	血虚证组	血瘀证组
0 s	35.2	34.7	34.5
4 s	34.8	34.4	34.3
8 s	34.0	34.4	33.9
12 s	34.1	—	34.0
16 s	34.1	—	33.7
20 s	33.9	33.0	33.5
24 s	33.9	33.4	33.9
28 s	33.6	33.7	33.4
32 s	33.3	33.3	33.4
36 s	33.1	33.5	33.4

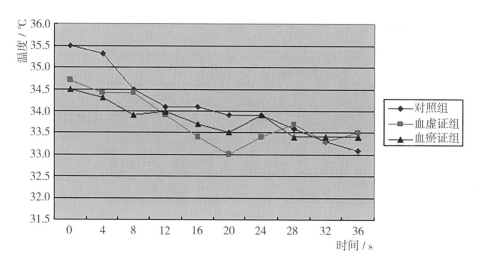

图 3-4　舌尖区平均温度变化趋势

（三）舌左区边平均温度比较

舌左边区温度初始以对照组最高，血虚证组次之，血瘀证组与血虚证组相近。舌体与外界进行热交换 36 s 后，各组舌温下降，对照组舌左边区温度最低，血瘀证组与血虚证组相近，且均高出对照组（表 3-11、图 3-5）。

表 3-11　舌左边区温度　　　　　　　　　　　　　　单位：℃

延时	对照组	血虚证组	血瘀证组
0 s	35. 6	35. 1	34. 9
4 s	35. 4	35. 1	34. 9
8 s	34. 6	34. 9	34. 9
12 s	34. 6	34. 4	34. 9
16 s	34. 4	—	34. 7
20 s	34. 4	34. 6	34. 4
24 s	34. 3	34. 4	34. 4
28 s	34. 1	34. 6	34. 5
32 s	33. 8	34. 6	34. 8
36 s	33. 8	34. 5	34. 3

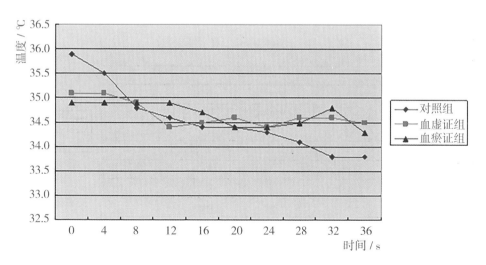

图 3-5　舌左边区平均温度变化趋势

（四）舌右边区温度比较

舌右边区与舌左边区初始呈相同趋势，在暴露 36 s 后，三组温度接近，对照组略低（表 3-12、图 3-6）。

表 3-12　舌右边区温度　　　　　　　　　　　　　单位:℃

延时	对照组	血虚证组	血瘀证组
0 s	35.6	35.3	34.7
4 s	35.3	35	35
8 s	34.5	35	34.2
12 s	34.9	33.6	34.9
16 s	34.8	—	34.8
20 s	34.6	34.6	34.8
24 s	34.6	34.5	34.9
28 s	34.3	34.5	34.6
32 s	34.2	34.2	34.5
36 s	34.1	34.2	34.3

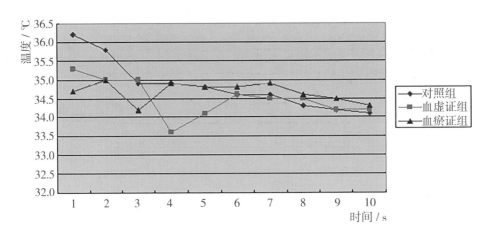

图 3-6　舌右边区平均温度变化趋势

（五）舌中区温度比较

舌中区温度初始以对照组最高，血瘀证组次之，血虚证组最低。36 s 后血虚证组略高于对照组，两者温度变化趋势接近，血瘀证组温度降低较缓慢，高出其他两组（表 3-13、图 3-7）。

表 3-13　舌中区温度　　　　　　　　　　　　　　单位：℃

延时	对照组	血虚证组	血瘀证组
0 s	35.3	34.9	35.5
4 s	35.2	34.8	35.4
8 s	34.3	34.7	35.2
12 s	34.6	33.9	35.3
16 s	34.5	—	35.1
20 s	34.4	34.2	34.8
24 s	34.3	34.0	34.8
28 s	34.0	34.2	34.9
32 s	33.9	34.1	34.7
36 s	33.8	34.0	34.4

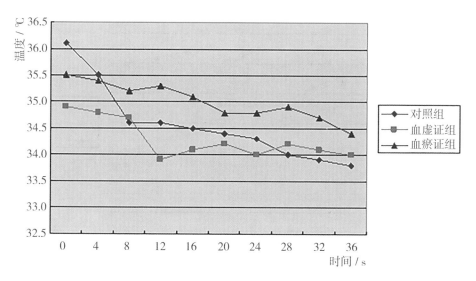

图 3-7　舌中区平均温度变化趋势

（六）舌根区温度比较

舌根区温度初始以对照组最高，与血瘀证组接近，血虚证组最低。36 s 后对照组略高于血虚证组，两者温度变化趋势接近，血瘀证组则温度降低较缓，远高出其他两组，温差≥1.5℃（表3-14、图3-8）。

表 3-14　舌根区温度　　　　　　　　　　　　单位:℃

延时	对照组	血虚证组	血瘀证组
0 s	36.4	35.7	36.4
4 s	36.1	35.5	36.6
8 s	35.3	35.4	35.7
12 s	35.6	34.8	36.4
16 s	35.3	—	36.3
20 s	35.3	35.1	36.2
24 s	35.3	34.9	35.9
28 s	34.8	34.8	36.2
32 s	35.0	34.7	36.1
36 s	34.3	34.5	36.0

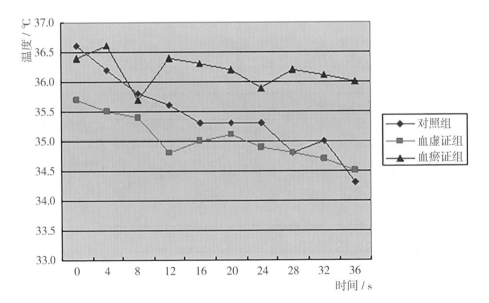

图 3-8　舌根区平均温度变化趋势

（七）舌体温度极差比较

在三组实验动物中，舌根区最高温度由高至低依次为：对照组>血瘀证组>血虚证组。舌尖区最低温度由高至低依次为：对照组>血虚证组>血瘀证组。舌根区最高温度与舌尖区最低温度的舌温极差比较，血瘀证组温差最大，对照组次之，血虚证组温差最小（表3-15）。

表 3-15　舌体最高、最低温度及温差比较

单位:℃

分　组	舌尖最低温度	舌根最高温度	平均温度	温度差
对照组	35.5	38.1	36.7	2.6
血瘀证组	33.7	37.8	35.7	4.1
血虚证组	34.5	36.2	35.3	1.7

在延时观察中，血瘀证组舌根区、舌中区、全舌平均温度均呈现逐渐高于其他两组的趋势，舌左、右两边区温度与血虚证组相近，但略高于对照组。与对照组相比，血虚证组在其他分区温度与之相近或略低。延时变化趋势显示，各组动物舌体本身的热物理属性不同，在与周围同样进行热交换的状态下，表现出不同的温度场变化趋势，这与不同的病理改变一致。

实验结果表明，使用高分子右旋糖酐作为造模药物所制作的高黏血瘀证组，舌动脉血流量增加，血氧饱和度降低。血虚证组舌动脉血流量减少，血氧饱和度正常。两者与对照组相比有明显差异。通过比较各组实验动物的舌体铸型标本，发现动物实体血管的管径在不同的病理状态下分布与形态不同。血瘀证组舌动脉管径最大值等于对照组，最小值与对照组相近；血虚证组舌动脉管径最大值略小于其他两组，但其主干末段直径明显小于对照组与血瘀证组，是其他两组的75%左右。

血虚证组舌体动脉血管呈现收缩状态，与舌动脉血流量减少相一致。

在血氧的转运上，单位容量的血氧饱和度正常。血瘀证组舌动脉血流量较对照组略有增加，舌体动脉血管管径呈正常状态，分支数量明显高于其他两组，与血液黏度增高、末梢循环异常互为因果，是体表脉络瘀滞的病理基础。在血氧的转运上，单位容量的血氧饱和度降低。实验结果与临床实际相符，表明实验成功模拟了血虚不足与血液瘀滞的病理状态，为实验研究提供了比较准确的病理模型。

本实验采用动物病理模型，采集了不同病理状态下的舌体红外热像图，并采用有创手术的方法，使用多普勒血流计直接测量舌总动脉血流灌注率，观察不同病理状态下实验动物舌血流状态及血管分布情况，为舌热像的分析提供确切的血流动力学参数和组织学依据，得到了舌表面温度与血液流量之间的特征关系。然而，要深入理解这一"相关关系"背后的生物传热机理以及血液流动特征、血管尺寸特征与舌体温度分布的内在关系，需要依赖于生物传热模型的建立。

第四章 舌体内血管结构特征

在物理结构上，血液循环系统对体温的影响取决于血管的尺寸和分布，因此血管传热问题一直都是生物传热研究中的焦点。血液循环对养分输运和体温调节具有重要作用，尤其是血液灌注率的变化会显著影响机体的传热过程。因此，要了解生物体的传热特征，首先要了解生物体内部的血管结构。正如刘静教授指出的"多年来，组织和血液间的相互热作用在各种热疗应用问题中一直是研究的核心。不过，由于微观组织的复杂性，要建立一个与血管数密度、尺寸、血流速度和方向相关联的生物传热模型极其困难……但是这些努力对于生物传热学向纵深发展至关重要。因此，要加深对生物组织的超微解剖结构的研究，探索能对空间温度分布进行高分辨率测量的方法，并建立数学上可加以处理且考虑了细微结构的生物传热细观模型"[1]。

自20世纪90年代起，课题组便致力于舌体血管重构的研究。在前期研究中，分别对犬舌和猪舌的舌尖、舌中、舌根三个位置的横断面制作了病理切片，并在100倍显微镜下进行观察，利用医学处理软件，计算出舌横断面的血管分布（血管的数量、血管分布的确切几何位置、血管的直径）。一方面，这些数据将直接应用于舌断面温度场的数值计算，进而通过实验获得舌体三维血管铸型，基于真实舌体血管结构重构数字化血管模型；另一方面，根据血管树理论，采用优化方法，完成了舌体血管重构。

第一节　血管结构特征

一、动物舌体的血管结构特征

将猪舌离体后，制作舌体横、纵方向特定截面的切片（图4-1）。使用显微镜及专用病理分析软件检测并计算切片上直径>10 μm的血管几何位置及面积。需要说明的是，由于一个舌体不能同时做横截面和纵截面切片，因此只能在一个舌体上取舌尖、舌中、舌根三个横截面；在另一个舌体上取中线以及中线旁边1/4宽度处的两个纵剖面。从舌体生理结构以及红外热像图可知，舌中线两侧的组织结构呈对称分布，因此纵截面只取半舌进行讨论。

采用100倍显微镜观察到了切片位置上的一个动脉血管图像，其直径在40 μm左右（图4-2）。由图可知，动脉血管有较厚的纤维质和弹性管壁，可以促进血液输运。镜下能看到最小的血管在10 μm左右，属于典型的毛细血管。将这些血管按照原始的相对位置标注，并使用专用软件计算出每个血管的截面积。

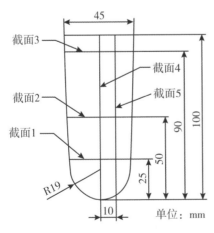

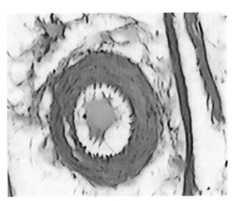

图4-1　猪舌及各截面　　　　图4-2　显微镜下观察到的切片上的动脉血管

表 4-1 各截面血管直径等级和血管数

直径/ μm	截面 1 (Σ = 209)	截面 2 (Σ = 385)	截面 3 (Σ = 146)	截面 4 (Σ = 755)	截面 5 (Σ = 674)
10~20	87	154	25	221	267
20~30	46	132	50	219	227
30~40	24	43	35	136	91
40~50	18	22	6	59	28
50~60	8	12	4	49	15
60~70	9	6	1	22	13
70~80	3	4	4	18	7
80~90	6	0	4	10	4
90~100	3	0	4	7	5
100~200	4	2	8	8	14
200~300	1	5	3	4	2
300~400	—	2	1	1	1
400~500	—	2	0	1	—
700~800	—	1	0	—	—
800~900	—	—	1	—	—

舌离体后制作病理切片，在显微镜下观察得到各个截面的动脉血管直径和血管数目（表4-1），以此了解舌体内血管分布的基本状况。其中，括号内的数字指该截面上所有直径等级血管的总数，如直径在 10~20 μm 的血管，截面1（舌尖）的数目为 87 根，截面2（舌中）的数目为 154 根。由此可见，每个截面中小直径等级的血管密集，而大直径等级的血管较少。两个纵向的截面显示，10~30 μm 的小动脉非常密集，说明动脉沿舌宽方向的分枝很细密，与横向血管交错构成网状结构。在最大动脉血管中，截面3（舌根截面）的直径为 884.3 μm，截面2 为 726.8 μm，截面1 为 378.2 μm。从其在截面上的位置来看，可以确定这是同一根大动脉，由舌根到舌尖，直径逐渐减小。

直径较大的静脉在镜下也可以观察到，但比较细小的静脉血管难以辨认。原因在于静脉管壁很薄，相对管腔很大，在做病理切片时经过药液浸泡、石蜡包埋等处理，静脉血管的形状均变得很不规则。在这种情况下，研究静脉血管的直径会有很大的偏差。另外，由于静脉血液温度与组织接近，所以在血管传热研究中可以忽略静脉血管对舌体温度场的影响，因而未对静脉血管结构进行提取和分析。

实验证明，虽然猪的基础体温比人高出约 2.0℃，但血液的各项生理参数及舌的组织结构与人非常接近，因此该实验对进一步研究人舌生物传热特性具有一定的参考价值。

二、动物舌与人舌血管铸型的区别

血管铸型[2]是医学研究中不可或缺的方法与技术，能够观察测量并分析血管分布变形性，主要用于量化研究特种疾病、药物治疗或病变成因。在医学研究中，动物造模不可或缺，其方法与技术在第三章中已有详细的介绍。

通过多次实验摸索，获得了猪舌动脉血管铸型（图 4-3）。舌内有 2 根大动脉血管沿舌中线对称分布，微血管从这 2 根主干血管中逐级分出，血管分布呈现出特定的拓扑结构。图中，蓝色部分是静脉，红色是动脉。由于静脉血管有静脉瓣防止血液回流，所以在做铸型的过程中静脉灌充较为困难，因此铸型中只有少量静脉血管保留。

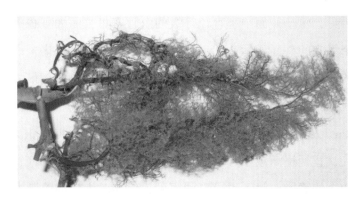

图 4-3　猪舌体血管铸型

舌体血管分布的特点为：舌根位置为较粗的干管，舌中血管最为丰富，舌尖相对稀疏且多为较细的毛细血管。

动物血管分布以及血液循环系统是经过百万年的进化而得到的一种最优结构，各种器官血管分布都有其独有的特征，以满足该器官所需的灌注率。舌的主要作用是帮助咀嚼，但从特征上看，猪舌血管的伸展是平直的；而人舌血管伸展具有竖直向上分布的特征。这是因为人舌除具有基本的生理功能外，卷舌的机能高于其他动物，这也是人舌与动物舌体最大的区别。获取人舌血管铸型（图4-4）的最大的意义在于，可以以此作为物理模型进行数学建模，从而计算出更加真实可靠的三维温度分布。

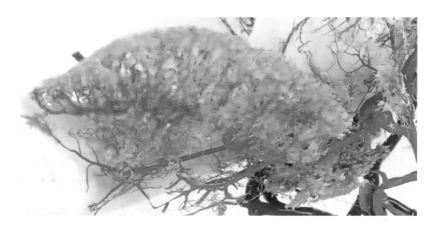

图4-4　人舌动脉血管树铸型

第二节　两种证候的舌体血管特征

在中医舌诊客观化研究中，动物模型至关重要。探索符合中医临床诊断所具备"证候"的方法，必须提供实验动物（猪）的临床诊断特征以及数据，使其具备慢性"血瘀证、血虚证"的证候。选择这两种证候作为生物传热与中医两个学科交叉研究的重点。

在研究过程中，对猪进行造模，以得到所需病证。通过血管铸型进一步获得血瘀证、血虚证的猪舌动脉血管铸型（图4-5、图4-6）。其中，蓝色是静脉血管，红色是动脉血管。由图可知，血瘀证的动脉血管树比血虚证密集[3]（图4-5）。

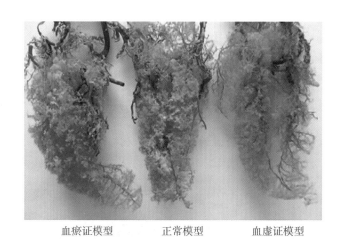

血瘀证模型　　　　　正常模型　　　　　血虚证模型

图4-5　模型动物舌动脉血管铸型比较

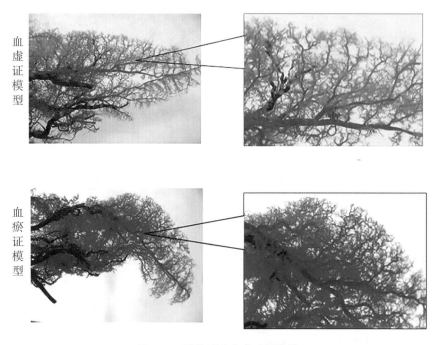

图4-6　舌体动脉分支毛细血管

本研究的意义在于，利用热科学的方法剖析血虚证、血瘀证两个证候的热物理基础，为证候客观化研究奠定了基础。此外，深入探索了生物传热与传统医学的相关性，并为后续的舌体三维传热研究提供了依据。

参考文献

［1］刘静,王存诚.生物传热学［M］.北京:科学出版社,1997:130-143.

［2］VERLI FD,ROSSI—SCHNEIDER TR,SCHNEIDER FL,et a1. Vascular corrosion casting technique steps［J］.Scanning,2007,29(3):128-132.

［3］姜智浩.不同病证舌体红外热像特征研究及影响因素分析［D］.天津:天津中医药大学,2007.

第五章 生物组织
热物性测试

生物组织热物性参数对于临床医学预测体内温度分布和变化规律，以及了解研究对象的传热传质特性十分重要。在研究舌体传热时，舌体导热系数是首选的热物性参数之一。它将用于正确描述舌体传热过程的数学模型，分析正常和异常生理条件下能量转换的差异，并最终影响舌体温度分布模型的构建。基于生物组织热物性参数，可建立生物传热与中医舌诊理论之间的内在联系。其中，舌体导热系数是舌诊机理研究中的基础参数。

舌体属于典型的肌性纤维组织，其导热系数受到组织结构复杂性和旺盛的血液循环的影响，个体差异较大。在保证舌体活性的条件下，导热系数不易获得，目前关于舌体导热系数测量和计算的研究仍然较少。

第一节 生物组织热物性

一、生物组织热物性的特点

生物组织传热模型包含导热率、热扩散率、血液灌注率和组织代谢率等基本物理参数，这些参数代表生物材料的热传输能力和载热能力，对生物组织中的温度分布具有重要影响，对生物传热机制以及生物传热模型的构建和验算[1,2]具有重要的价值。

作为物质进化的最高形式，生物组织不同于一般工程材料，热物性的差别表现在：①热物性随个体或年龄差异而变化。②由于生物体内部各器官组织结构和功能的差异性，物理性质参数有所不同。③生物组织是在独有的血液和体液循环下发生的热传递。

生物材料的热物性具有非均质性，且随时间、空间、温度变化。特别是血液灌注率对药物、冷热，以及其他外来刺激反应强烈，目前多种测量方法得到的结果相差较大[3]。因此，生物组织热物性参数的准确测定是生物传热学领域具有挑战性的课题之一。目前生物热物性参数测定，尤其是人体热物性参数测定鲜有报道，研究主要停留在测试方法的探讨阶段，所用的测量方法可分为热学方法和非热学方法两大类[1,4]。

二、通用导热系数测定方法

导热系数的测量方法从原理上可分为稳态法和非稳态法。稳态法被视为经典的测量方法，得到了广泛的应用。该方法对应的微分方程形式简单，单值性条件容易获得，但是该方法仅限于几何形状简单的规则物体，且实验装置比较复杂，安装困难，实验成本高。近年来，随着科技水平的进步，非稳态法得到了快速地发展。非稳态法的应用范围广，适用于各种形状的被测物体，但该方法的导热方程比较复杂，边界条件难以确定，尤其是确定温度随时间的规则变化关系非常困难。以下介绍几种导热系数的测量方法，其中特定形状法属于稳态法，光热偏转热扩散法、热线法热针法、等效法、分子动力学法属于非稳态法。

1. 特定形状法[5]

将被测材料制作成规则的几何形状，并利用已有规则的几何形状解析解的有利条件设计实验。根据测得的内外部温度得到导热系数。基于稳态导热理论的测定方法，包括"无限大平板层法""无限长圆筒层法"和"球体层法"三种。

2. 光热偏转热扩散法[6-8]

一个经时间调制的激光作用于被测介质，产生周期性的调制热，导致介质反射率变化，体现为另一束穿过反射率变化区的激光束发生偏转（图5-1）。由于介质本身微观特性不同，不同介质经激光激励后所体现的反射情况也各不相同。建立探测光信号的偏转程度和导热系数的函数关系，通过测量探测光束的偏转量，可以获得导热系数。

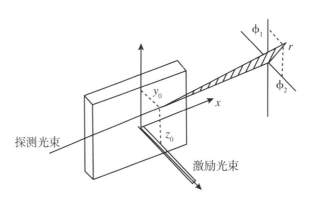

图 5-1　光热偏转热扩散法原理

3. 热线法[9]

该方法的基本原理是在均匀的各向同性试样中放置一根电阻丝，即热线。当热线以恒定的功率放热时，热线和其附近试样的温度将会随时间变化，根据热线表面温度随时间变化的关系，可确定样品的导热系数。

4. 热针法[10-15]

该方法基于 Pennes 生物传热方程[16]，是现今测量生物组织热物性参数的常用方法。其基本思想是通过温度控制装置在热敏电阻探针上产生一个恒定的温度变化，由维持温度变化所需要的放热量和时间的关系曲线来求取热物性参数。

$$\lambda = \frac{q}{\left[\sum_{n=1}^{\infty} \frac{(-1)^{n+1}}{(n+1)!} \frac{T_a - T_i}{a} - T_a\right] \exp\left(\frac{W_b C_b}{\rho C_p}\tau\right)} \quad (5-1)$$

其中，W_b 为体积血液灌注率，C_b 为血液定压比热，C_p 为组织的定压比热，T_i 为组织初始温度，T_a 为动脉血液温度。

5. 分子动力学法

在微小尺度范围内，常规尺度下的传热规律已经明显不适用。该方法通过求解系统中的特定分子、原子间的作用势，计算系统外加约束作用的Newton 运动方程，并统计计算系统的平衡参数和输运性质从而得到导热系数。

纵观前述多种导热系数的测量方法，可以认为：大部分传统的导热系数测量方法只适用于工程材料，而对于具有活性、结构复杂、个体差异大、各向同异性因素不易把握的生物材料却具有很大的局限性。采用热针法可以测取生物材料导热系数，但该方法自身存在着诸多不确定因素，如测量范围有限、实验条件要求苛刻、测量结果误差较大而不适于更深的研究。从光热偏转热扩散法、闪光法、光声法、交流量热法等方法可以看出，目前的测量技术已经不拘泥于采用传统的思维模式来探索光学与传热学之间的关联性。无论是稳态法还是非稳态法，其理论依据都是基于导热微分方程。通过实验的方法测量某些相关参量，最终获得导热系数。那么，能否探索创建一种不以导热微分方程和导热系数的表达式为依据，而是通过与导热系数相关的某些参量，并通过数学技巧运算来获得生物组织的导热系数，从而为生物材料物性参数测量提供一种新的途径呢？

第二节　生物组织热物性测试新方法

一、组织光学对生物组织热物性研究的借鉴意义

在组织光学的研究过程中，许多文献采用脂肪乳剂[17-20]、聚苯乙烯[21]、牛奶[22-24]等浑浊介质作为研究对象。这些介质之所以被选用，是因为它们的吸收和散射性质比较稳定，且与生物组织在光学特性上有很大的相似之处。

当光与这些介质相互作用时，会引起频率或偏振态改变，以及相干效

应、热效应、声光效应等。如果这些介质与组织光学存在着特定的函数关系，那么就可以利用能量的变化特性来解释光与介质间相互作用的机理。

基于介质中成分浓度变化必然引起介质内光分布的改变这一原理，可以将组织光学的理论应用于介质成分浓度的测量。通过检测成分浓度与组织光学间的特性参数，即可以获得光辐射能量在介质中的分布。在此基础上，借助相应的信号提取方法和数学建模方法，可以建立光能量信号变化与浑浊介质中成分浓度变化之间的联系。

组织光学特性参数描述了光与介质之间的相互作用，反映了物质的微观特征。热物性参数表征的物质的各种热特性由物质的微观结构决定。不同的微观结构（包括组成成分等）会导致组织光学参数有所差别，因此，热物性参数也表现出类似的差异。因此，由微观特性所决定的组织光学特性参数和热物性参数之间是否存在某种客观联系是研究的重点。鉴于组织光学特性参数和物质成分的浓度已经取得了定量化的关系，因此可以尝试建立组织光学特性参数和热物性参数之间的联系。

光学和热学属于物理学中的两个不同分支，虽然组织光学参数和热物性参数都是物质本质属性的体现，但要建立完整的数学描述相当困难。组织光学参数和热物性参数之间的联系不是单值函数对应关系，而是具有相互耦合的特性。组织光学参数和热物性参数受多种内在、外在因素影响，目前，尚无法将诸多影响因素进行归纳整合并建立相应的数学模型。

至此，需要用数学方法仅借助输入和输出数据，通过数学运算来决定系统模式。如果输入与输出两个变量之间的确存在映射关系，但其过程又无法用数学模型去清晰地描述，在心理学界或科学界即称为"黑箱"。如果将组织光学特性参数作为黑箱模型的输入变量，将热物性参数作为输出变量，所研究的问题转化为如何利用数学工具建立两者之间的非线性映射，那么人工神经网络则可以满足上述问题。

二、人工神经网络对生物特性参数检测的借鉴意义[25]

(一) 人工神经网络

人工神经网络（artificial neural network）是人为建立的由大量功能简单的神经单元通过一定形式的拓扑结构组织起来构成的群体并行、分布式处理的计算结构[25]。它具有巨量并行性、存储分布性、结构可变性、高度非线性、自学习性及自适应性等特点。

神经网络是根据研究对象的输入和输出信息，不断地对内部参数进行分析、筛选、概况、抽象，以实现从输入参数到输出参数的非线性映射，整个学习过程不需要机理方面的知识，即无须了解其内部的具体联系。神经网络是一种典型的黑箱建模工具，利用其学习功能可以对大量过程变量的实时数据进行自主学习，并根据学习的过程建立数学描述。一方面，常规方法无法解决或效果不佳，或对机理等规律不甚了解，或不能用数学模型表示的系统使用神经网络可以体现其优越性；另一方面，神经网络对处理大量原始数据，或是不能用规则或公式描述的问题，表现出极大的灵活性和自适应性。将组织光学特性参数定义为人工神经网络的输入变量，导热系数定义为人工神经网络的输出变量，把握住输入与输出之间的逻辑关系，可以实现系统的仿真。因此，可以利用构建好的神经网络模型计算未知的导热系数，要做的工作内容如下。

1. 筛选出若干具有不同成分结构和微观特性的已知导热系数的材料（固体、液体、透明物质、浑浊物质、黏稠物质等），分别测量这些材料的组织光学参数。首先要确定这些材料与组织光学之间是否存在映射的关系，以及是否是单值性的关系。

2. 将满足线性或非线性映射关系的材料作为构建神经网络模型的基础数据。同时，测量未知导热系数的舌体组织光学特性参数。

3. 使用已知导热系数和组织光学特性参数的材料物质，通过对神经网络模型进行学习、训练，构建起组织光学特性参数和导热系数间的非线性映射，从而建立起基于人工神经网络的黑箱模型。

4. 将舌体的组织光学特性参数作为人工神经网络的输入数据，通过人工神经网络神经元的仿真技术获得（被测量）舌体的导热系数。

第三节 组织光学特性参数的实验研究

一、测量系统

利用积分球系统测量介质的组织光学特性参数。该实验装置与光谱仪结合可对被测介质的多波长组织光学特性参数进行测量[26,27]。在此基础上，天津大学精密仪器学院设计了专用于测量组织光学特性参数的双积分球实验系统。

光谱仪双积分球测量系统（图5-2），由 FT-IR 光谱仪（美国，PE 公司）、两个积分球、三个 InGaAs 检测器、衰减片、光栅、消光长筒、样品池、光路系统、后级放大电路等部分组成。

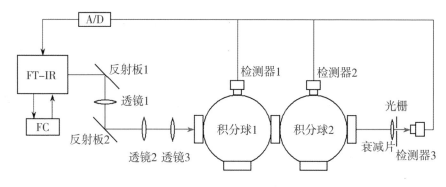

图 5-2 光谱仪双积分球测量原理

光谱仪双积分球测量系统由 FT-IR 光谱仪激发的红外光经反射板和透镜作用于两个积分球。被测介质置于两积分球之间，InGaAs 检测器 1、2、3 分别接收漫反射能量、漫透射能量、准直透射能量信号，通过连接光谱仪的电脑端显示经过"模—数"转换后的能量信号（图5-3）。测量中要保证样品池表面与入射光垂直，同时要保证光照射在样品上的光斑直径小于积分球窗口直径的10%，以满足倍增法理论的应用条件。为了测量准直透射能量时防止检测器饱和，设计安装了衰减片，消光长筒的设置是为了消除杂散光的影响。

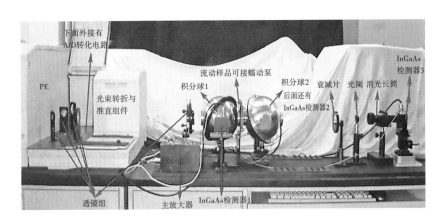

图5-3　天津大学光谱仪双积分球测量系统

二、测量参数

漫反射率（R_d）、漫透射率（T_d）、准直透射率（T_c）是计算获得组织光学特性参数的基础，根据不同算法可以得到不同的组织光学特性参数。

1. 全部后向漫反射率（total diffuse reflectance），简称漫反射率。指光进入被测样品后，经过漫散射从后向接收到的能量占入射光能量的比值。

光经积分球照射到样品上发生漫反射后向检测器接收到的能量为I_{rs}，将样品替换为标准反射板，以相同方式测量，此时检测器接收到的能量为I_{rr}，则有：

$$R_{ds} = \frac{I_{rs}}{I_{rr}} R_{dr} \qquad (5-2)$$

其中，R_{dr} 为标准反射板的漫反射率。

2. 全部前向漫透射率（total diffuse transmittance），简称漫透射率。指光进入被测样品后，经过漫散射从前向接收到的能量占入射光的能量的比值。

光照射到样品上经过积分球发生漫反射前向检测器接收到的能量为 I_{ts}，积分球入口放置空样品池，将积分球出口处放置标准反射板，以相同方式测量，此时检测器接收到的能量为 I_{tr}，则有：

$$T_{ds} = \frac{I_{ts}}{I_{tr}} T_{dr} \qquad (5-3)$$

其中，T_{dr} 为空气的漫透射率。

3. 准直透射率（total collimated transmittance），即光进入被测样品后经过漫散射，被测样品经前面小孔光栅接收到的能量和相同空气背景接收到的能量的比值。

光照射到样品上经过积分球发生漫反射，检测器放置距积分球较远的地方，前置小孔光栅，检测器接收到的能量为 I_{cs}，激光不经过样品而直接透过样品池，即空气背景，检测器接收到的能量为 I_{cr}，则有：

$$T_{cs} = \frac{I_{cs}}{I_{cr}} T_{cr} \qquad (5-4)$$

其中，T_{cr} 为空气的准直透射率。

三、测量参数的获得

（一）实验对象的选取

实验选取的对象包括 30 只刚离体的新鲜猪舌和 30 种具有不同成分结构和微观特性并已知导热系数的实验样品。样品的筛选原则如下。

1. 备选样品的导热系数及其他热物性参数已有经典数据支持，这是构建组织光学特性参数和热物性参数非线性映射的重要数据基础。

2. 选择样品类型，如高分子材料、金属材料、非金属日用材料、生物材料等，为组织光学参数和导热系数非线性映射的可靠性和合理性提供支持。

3. 固体物质的选择要保证其切片具有透光性，以便通过实验获得透射特性。

最终实验对象（30 种）的选择为：水、乙醇、乙二醇、乙酸、丙酮、丙三醇、正丁醇、氯化钠水溶液（wt 13.6%）、氯化钠水溶液（wt 21.2%）、氯化钠水溶液（wt 29.9%）、柴油、变压器油、11 号润滑油、14 号润滑油、30 号透平油、聚苯乙烯、聚四氟乙烯、聚乙烯泡沫塑料、聚乙烯泡沫酯硬塑料、脲醛泡沫塑料、聚异氰尿酸酯泡沫塑料、锡、纸张、玻璃、棉花、猪油、脂肪、皮肤、肌肉、泥土。

（二）实验工况的设计

30 种物质中共有 15 种液体和 15 种固体。其中，6 种高分子材料，1 种金属材料，4 种非金属日用材料，4 种生物材料。

鉴于实验样品池厚度（0.5 mm、1.0 mm）、背景反射板反射率（0.94、0.96、0.98）、介质温度（10℃、15℃、20℃、25℃）的不同，液体材料共进行了 15（种类）×2（样品池厚度）×3（背景板反射率）×4（介质温度）= 360 个工况实验。

在实验过程中，固体材料与样品池厚度无关，且温度不易改变，固体材料共进行了 15（种类）× 3（背景反射板发射率）= 45 个工况实验。

30 只猪舌，每个猪舌取 6 个位置进行切片（图 5-4），只使用反射率为 0.98 的反射板作为参考背景，厚度切片为 1 mm，在不同温度（10℃、15℃、20℃、25℃）下进行测量。共进行了 30（猪舌个数）×6（位置）×4（不同温度）=

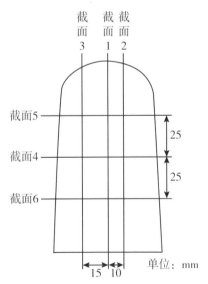

图 5-4　猪舌切片具体位置

720 个工况实验。

以上总计进行了 360+45+720＝1 125 个工况实验。

第四节 神经网络模型的构建

一、模型选择

(一) 模型分析

对 5 种神经网络模型进行概况分析，从网络结构、传递函数类型、学习规则、优势和局限、应用范围等方面分析神经网络模型的特点，为神经网络模型的选取作好准备（表 5-1~表 5-5）。

表 5-1　感知器神经网络的基本特性

项　　目	内　　容
名　　称	感知器神经网络
网络结构	单层神经元结构
传递函数	硬限幅传递函数 hardlim
学习方法	线性差值方法
学习规则	监督学习
优　　势	求解线性可分离问题
局　　限	输入输出只能是 0 和 1；输入样本存在奇异的样本，神经网络将花费很长的训练时间。
应用范围	对线性可分的向量进行分类

表 5-2　线性神经网络的基本特性

项　　目	内　　容
名　　称	线性神经网络
结　　构	单层神经元结构

（续表）

项　目	内　容
传递函数	线性函数 purelin
学习方法	最小均方误差（MSE）方法 LMS 算法
学习规则	监督学习
优　势	输出可以是任意值
局　限	只能学习输入输出满足线性关系的情况；只适用于自由度等于训练样本的情况；学习率不易选择
应用范围	对线性可分的向量进行分类，作为多层神经网络的一个组成部分

表 5-3　后传播神经网络的基本持性

项　目	名　称
名　称	后传播神经网络
网络结构	可含有隐层的前馈神经元结构
传递函数	任何可微的函数，常用对数 S 形函数，正 S 形函数和线性函数
学习方法	误差函数方法
学习规则	监督学习
优　势	利用前馈对网络权值和阈值进行有效的修正，能够学习输入和输出之间的非线性关系，是前向网络的核心部分
局　限	收敛速度慢，局部不合理
应用范围	函数逼近，模式识别，分类，数据压缩

表 5-4　径向基神经网络的基本特性

项　目	内　容
名　称	径向基神经网络
网络结构	含有隐层的前馈神经元结构
传递函数	指数函数 Radbas
学习方法	递阶自组织学习方法 参数变量修正学习方法

（续表）

项　目	内　容
学习规则	监督学习
优　势	有局部感知效果，逼近能力和学习能力强，学习速度快
局　限	系统庞杂，在复杂的逻辑函数间不易变通
应用范围	函数逼近，分类，故障诊断

表 5-5　自组织竞争神经网络的基本特性

项　目	内　容
名　称	自组织竞争神经网络
网络结构	由输入层和竞争层构成双层网络，没有隐层，两层之间各神经元实现双向连接，竞争层各神经元实现横向连接
传递函数	Kohonen 规则函数 lrarnk 和 Conscience 规则函数 learncon
学习方法	Kohonen 学习方法 Bias 学习方法
学习规则	非监督学习
优　势	一种无教师示教的方式进行网络训练，具有自组织功能，网络通过自身训练自动对输入模式进行分类
局　限	系统庞杂，响应速度慢
应用范围	函数逼近，分类

　　基于以上对各类神经网络模型的分析，并结合研究的实际情况，对模型进行选取和整合，以构建一个可以反映组织光学特性参数和热物性参数非线性映射的神经网络模型。

　　（二）模型选择的依据

　　虽然组织光学特性参数和热物性参数都是物质微观属性的体现，但其中的联系是多重非线性结构，而且参数之间必然存在相互耦合的关系，经初步计算验证单层神经网络，不能体现组织光学特性参数和热物性参数的非线性映射关系，因此不能使用具有单层神经元的网络结构作为该研究模型的基础，应选择具有多重神经元结构的网络作为研究对象。

1. 在生物神经系统中，存在一种"侧抑制"现象[28]，即一个神经细胞兴奋后，通过它的分支会对周围其他神经细胞产生抑制。虽然开始阶段各个神经细胞都处于强度不同的兴奋状态，但由于侧抑制的作用，信号最强的细胞的活动被突出，而周围细胞的活动被抑制，以增强整体信号的对比度和清晰度。

自组织竞争神经网络（表 5-5）正是基于这种生物结构和现象形成的，该神经网络的输入层和输出层采用双向连接，竞争层采用横向连接，这种结构可以最大限度地模拟输入变量和目标变量的联系，使学习过程更加缜密和细致。其中，自组织原则是神经网络的核心思想。鉴于此，选择自组织竞争神经网络作为选取模型的初始部分。

2. 若仅应用这种自组织竞争神经网络，经初步计算验证该系统十分庞杂，响应时间慢且结果不理想。其主要原因是组织光学参数的获得是通过实验手段，这其中有大量的不可靠数据，这就需要经第一层自组织竞争神经网络处理过的计算结果按照一定的规则进行合理的归纳、分类、筛选。

径向基神经网络（表 5-4）的隐层节点中的作用函数对输入信号将在局部产生响应，当输入信号靠近基函数的中央范围时，隐层节点将有较大的输出，产生局部感知的效果，具有局部逼近能力。这种局部的感知效果理论上是较好的数据整合工具。

该神经网络结构具有前馈机制，其输入节点信号可以传递输入信号到隐层，隐层节点由像高斯核函数那样的辐射状作用函数构成，其性能完全优于反向传播（back propagation，BP）神经网络。鉴于此，选择径向基神经网络作为选取模型的中间部分。

3. 一个完整的神经网络系统对输出变量的有效调整必不可少，而输出层节点通常是简单的线形函数，线性神经网络（表 5-2）具有单层神经元，可对向量进行有效分类，而且响应迅速，学习能力强，神经元传递函数的输入是输入变量和权值变量的向量距离与阈值变量的乘积，逼近能力和学习能力强，学习速度快。鉴于此，选择线性神经网络作为所选模型的结束部分。

（三）模型选择的形式

在模型选择的基础上，构建所选取神经网络的系统结构图，所构建的神经网络具有三层结构（图5-5）：①第一层，自组织竞争神经网络。②第二层，径向基神经网络。③第三层，线性神经网络。

所选神经网络模型的输入变量为 P，经初始层自组织竞争神经网络作用，输出变量为 a^1；此输出变量作为中间层神经网络的输入变量，经径向基神经网络作用，输出变量为 a^2；此输出变量作为结束层神经网络的输入变量，经线性神经网络作用，最终输出变量为 a^3。

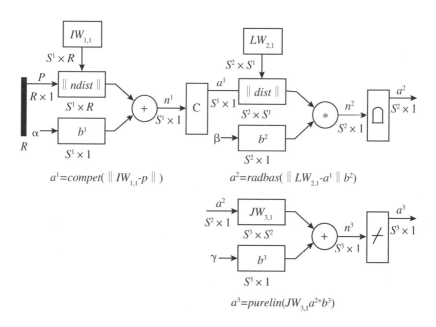

图5-5　神经网络模型结构

其中，输入变量 P 为 R 阶，S^1、S^2、S^3 分别为各层神经网络的神经元个数，$W_{1,1}$、$W_{2,1}$、$W_{3,1}$ 分别为各层神经网络的阈值变量，b^1、b^2、b^3 分别为各层神经网络的权值变量，α、β、γ 分别为各层神经网络的网络常数，n^1、n^2、

n^3 分别为各层神经网络的中间变量，即经过传递函数作用的结果。

二、神经网络的使用初算

为了保证所选的神经网络能够满足组织光学特性参数和热物性参数的非线性映射关系，首先进行神经网络的使用初算，为导热系数的获取摸索经验，以温度为20℃时的情况为例。

1. 训练集和预测集的划分

使用30个样本中的20个作为训练集，分别为：水、乙二醇、丙酮、正丁醇、氯化钠水溶液（wt 21.2%）、氯化钠水溶液（wt 29.9%）、变压器油、14号润滑油、30号透平油、聚苯乙烯、聚乙烯泡沫塑料、聚乙烯泡沫酯硬塑料、脲醛泡沫塑料、聚异氰尿酸酯泡沫塑料、锡、纸张、玻璃、猪油、皮肤、泥土。

使用30个样本中的10个作为预测集，分别为：乙醇、乙酸、丙三醇、氯化钠水溶液（wt 13.6%）、柴油、11号润滑油、聚四氟乙烯、棉花、脂肪、肌肉。

2. 神经网络的仿真

（1）从30个样本中选出20个作为训练样本。由于光学参数分别要与 ρ，C_p，a，v 对应，训练样本被分成4组。

（2）P_{i20}（g，μ_a，μ_s）为输入变量；ρ，C_p，a，v 为目标参数。

（3）自组织竞争神经网络、径向基神经网络和线性神经网络分别使用 Kohonen、Hierarchical/LMSE、Widrow-Hoff 作为各自的操作方法。

（4）每层有4个网络节点，以确保结果的合理性和收敛性。

（5）输入常数 α、β、γ 设为1，并与阈值量相乘。实验可得，α、β、γ 不是神经网络的函数，对测试阈值量的作用有限。

（6）为了确定计算结果与测量变量的一致性，三层的初始权重值分别设为1.5、1.0、0.5，三层的初始阈值与1.0相同。

（7）经过训练，可以得到生物体光学参数与生物体性质之间的非线性映射。

三、计算结果处理与分析

在温度为20℃的条件下，猪舌的导热系数仿真值见表5-6。其中，前6列为每个猪舌6个截面的导热系数，最后1列为每个猪舌6个截面导热系数的平均值。

表 5-6　20℃下猪舌导热系数的仿真结果

编号	截面 1	截面 2	截面 3	截面 4	截面 5	截面 6	平均值
01	0.91	0.93	0.87	0.95	0.89	0.83	0.90
02	0.74	0.76	0.71	0.69	0.76	0.65	0.72
03	0.49	0.58	0.52	0.55	0.57	0.44	0.53
04	0.65	0.77	0.68	0.73	0.74	0.69	0.71
05	0.78	0.71	0.69	0.65	0.74	0.77	0.72
06	0.49	0.61	0.58	0.55	0.51	0.59	0.56
07	0.59	0.61	0.55	0.58	0.54	0.60	0.58
08	0.34	0.37	0.33	0.39	0.36	0.36	0.36
09	0.96	0.91	0.87	0.89	0.99	0.97	0.93
10	0.42	0.51	0.49	0.47	0.50	0.44	0.47
11	0.61	0.64	0.69	0.71	0.65	0.68	0.66
12	0.85	0.87	0.86	0.83	0.85	0.89	0.86
13	0.53	0.57	0.61	0.67	0.61	0.59	0.60
14	0.29	0.33	0.34	0.27	0.36	0.39	0.33
15	0.79	0.84	0.84	0.75	0.78	0.81	0.80
16	0.54	0.58	0.51	0.61	0.55	0.49	0.55
17	0.85	0.81	0.79	0.87	0.85	0.81	0.83
18	0.77	0.78	0.68	0.69	0.74	0.71	0.73
19	0.92	0.87	0.89	0.91	0.87	0.89	0.89
20	0.59	0.67	0.62	0.64	0.63	0.69	0.67
21	0.34	0.39	0.35	0.36	0.35	0.37	0.36
22	0.82	0.79	0.87	0.88	0.83	0.78	0.83

（续表）

编号	截面1	截面2	截面3	截面4	截面5	截面6	平均值
23	0.72	0.73	0.73	0.71	0.78	0.77	0.74
24	0.53	0.55	0.55	0.57	0.49	0.53	0.54
25	0.83	0.88	0.87	0.79	0.82	0.80	0.83
26	0.69	0.67	0.86	0.73	0.65	0.67	0.71
27	0.73	0.71	0.79	0.68	0.78	0.71	0.73
28	0.96	0.89	0.95	0.97	0.93	0.95	0.94
29	0.49	0.54	0.52	0.56	0.53	0.53	0.53
30	0.77	0.74	0.69	0.74	0.79	0.72	0.74

在20℃的条件下，30只猪舌的导热系数如图5-6。其中，不同颜色的线形代表不同的猪舌，编号为01～30。

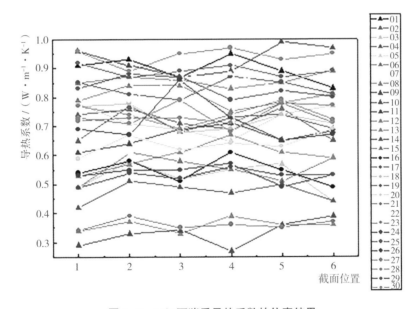

图5-6　20℃下猪舌导热系数的仿真结果

1. 由于个体差异，不同的猪舌导热系数略有不同，导热系数的最大值出现在09号猪舌的第5截面，为0.99 W/(m·K)；最小值出现在14号猪舌的第4截面，为0.27 W/(m·K)；导热系数平均值的最大值出现在

28 号猪舌，为 0.94 W/(m·K)；最小值出现在 14 号猪舌，为 0.33 W/(m·K)。所有计算值均满足理论上的猪舌导热系数的数量级。

2. 将各个截面导热系数的平均值进行算术平均处理，得到：

$$\bar{\lambda} = \frac{1}{n} \sum_{i=1}^{n} \lambda_i \bigg|_{n=30} = (0.90 + 0.72 + 0.53 + 0.71 + 0.72 + 0.56 + 0.58$$
$$+ 0.36 + 0.93 + 0.47 + 0.66 + 0.86 + 0.60 + 0.33$$
$$+ 0.80 + 0.55 + 0.83 + 0.73 + 0.89 + 0.67 + 0.36$$
$$+ 0.83 + 0.74 + 0.54 + 0.83 + 0.71 + 0.73 + 0.94$$
$$+ 0.53 + 0.74)/30 = 0.68 \ W/(m·K)$$

此值略高于皮肤和肌肉的导热系数。与 20℃ 下，猪舌的导热系数为 0.70 W/(m·K) 相吻合。

3. 结果表明，相同猪舌不同截面的导热系数的计算值相近，这进一步证明了通过神经网络系统建立的组织光学特性参数和导热系数具有一定的可靠性。然而，不同猪舌之间存在显著差异，原因在于：一方面，不同生物体之间存在着较大的个体差异；另一方面，也与实验条件有关。

4. 在实验过程中，将猪舌作切片处理以测量猪舌组织光学特性参数，但切片的工艺很难保证猪切片均匀度，在直径为 1 mm 的红外光的作用下，在某个区域可能有不能满足测量要求的厚度，从而造成不合理的结果，这是误差的另一来源。虽然经神经网络作用，其中一部分不合理的数据被系统自动剔除，不会体现在计算结果中，但由于构建的神经网络并不完全智能，会放大个别不合理的实验结果，从而体现在计算中，如 $\lambda = 56.73$ W/(m·K)，$\lambda = 0.07$ W/(m·K)。这种明显不合理的数据只占所有数据的 0.98%，将此数据剔除，用相关区域的平均值代替该不合理数据，作为将来构建该猪舌导热数据库的基础。

5. 将不同温度条件下各个截面的导热系数进行平均处理（表 5-7）。不同温度条件下，截面 1、2、3 的导热系数平均值高于截面 4、5、6 的导热系数平均值，即纵向截面的导热系数略高于横向截面的导热系数（表

5-7、图 5-7)。纵向截面的导热系数表征了从舌中到舌两侧的导热性能，横向截面的导热系数表征了从舌根到舌尖的导热性能。由于沿舌长方向和沿舌宽方向的舌体肌性纤维组织的各向同异性不同，纵向截面的导热系数略高于横向截面的导热系数，这说明舌中到舌两侧的导热性能优于舌根到舌尖的导热性能，这一结论符合生物传热理论。

表 5-7　不同温度条件下各截面导热系数的平均值　　　单位：W/(m·k)

温度	截面 1	截面 2	截面 3	截面 4	截面 5	截面 6
10℃	0.68	0.69	0.68	0.67	0.67	0.67
15℃	0.69	0.68	0.68	0.67	0.68	0.67
20℃	0.68	0.69	0.68	0.68	0.67	0.67
25℃	0.68	0.69	0.69	0.68	0.68	0.67

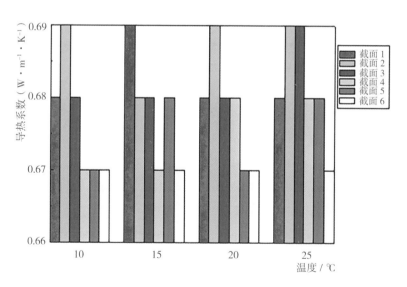

图 5-7　不同温度条件下各截面导热系数的平均值比较

6. 10℃、15℃、20℃、25℃的猪舌导热系数平均值分别为 0.67 W/(m·K)、0.68 W/(m·K)、0.68 W/(m·K)、0.68 W/(m·K)。由此可知，猪舌的导热系数随温度变化不明显。纵向截面的导热系数略高于横向截面的导热系数，这种微观的差异用传统的实验方法难以探测。

参考文献

[1] 刘静,王存诚.生物传热学[M].北京:科学出版社,1997:1-2.

[2] 魏瑶.舌体三维温度场的数值计算及传热特性研究[D].天津:天津大学,2004:3-4.

[3] 蔡睿贤,张娜.生物导热基本方程的一维不定常解析解[J].自然科学进展,1998,8(5):331-336.

[4] JACKSON W B,ARMER N M,et al. Photothermal deflection spectroscopy and detection[J]. Applied optics,1981,20:1333-1344.

[5] 奥西波娃.传热学实验研究[M].蒋章焰,王传院,译.北京:高等教育出版社,1982:17-63.

[6] 何坚.基于组织光学方法的生物体导热分数研究[D].天津:天津大学,2006.

[7] PESSOA Q J,CESAR C L,et al,Two-beam photoacoustic phase measurement of the thermal diffusivity of solids[J].Journal of applied physics,1986,59:1316-1318.

[8] RANDALL T S. Photoacoustic determination of thin films thermal properties[J]. Applied physics letters,1983,42(11):955-957.

[9] BOER J D,BUTTER. The hot wire techique for the determination of high thermal conductivity[J]. Refract,1980,9(10):22-28.

[10] CHATO J C,LEE R. The future of biothermal engineering[J]. Annals of the New York academy of sciences,1998,858:1-20.

[11] WILLIAM D. An autometed thermal conductivity probe and application to powders[M]. Boston:Thermal conductivity,1983,18:247-257.

[12] NAGASAKA Y. Simultaneous measurement of the thermal conductivity and the thermal diffusivity of liquids by the transient hot-wire method[J]. Review of scientific instru-ments,1981,52(2):229-232.

[13] CASTRO C A N,CALADO J C G. An apparatus to measure the thermal conductivity of liquids[J]. Journal of physcics E:scientific instruments,1976,9:1073-1080.

[14] 谢华清,王锦昌,程曙霞,等.热针法测量材料导热系数研究[J].应用科学学报,2002,20(1):6-9.

[15] 黄少烈,杜建中,林垂豪,等.热线探针测定液体导热系数及其校正[J].华南理工大学学报(自然科学版),1989,17(4):9-15.

［16］ PENNES H H. Analysis of tissue and arterial temperatures in the resting human forearm［J］. Journal of applied physiology,1948,1:93-122.

［17］ STAVEREN H J V,MORES C J M,MARIE J V, et al. Light scattering in intralipid-10% in the wavelength range of 400～1 100 nm［J］. Applied optics,1991,30(31): 4507-4514.

［18］ HRISTIAN J M,MOES,MARTIN J C, et al. Measurements and calculations of the energy fluence rate in a scattering and absorbing phantom at 633 nm［J］. Applied optics,1989,28:2292-2296.

［19］ FLOCK S T,JACQUES S L,WILSON B C,et al. The optical properties of intralipid: a phantom medium for light propagation studies［J］. Lasers in surgery and medicine, 1992,12:510-519.

［20］ TROY T L,THENNADIL S L. Optical properties of human skin in the near Infrared wavelength range of 1 000 To 2 200 nm［J］. Journal of biomedical optics,2001,6 (2):167-176.

［21］ LUALDI M,COLOMBO A,FARINA B,et al. A phantom with tissue-like optical properties in the visible and near infrared for use in photomedicine［J］. Lasers in surgery and medicine,2001,28(3):237-243.

［22］ SUN C W,WANG C Y,YANG C C,et al. Polarization gating in ultrafast-optics imaging of skeletal muscle tissues［J］. Optics letters,2001,26(7):432-434.

［23］ FIRBANK M,DELPY D T. A design for a stable and reproducible phantom for use in near infrared imaging and spectroscopy［J］. Physics in medicine and biology, 1993,38:847-853.

［24］ PFEIFFER N,WAI B,CHAPMEAN G H,et al. Angular domain imaging of phantom objects within highly scattering mediums［J］. Proceedings of SPIE-the international society for optial engineering,2004, 5319:135-145.

［25］ 闻新. MATLAB 神经网络仿真和应用［M］. 北京:科学出版社,2003:25-28.

［26］ 韩永辉. 牛奶成分近红外测量的光学基础理论与实验研究［D］. 天津:天津大学,2005:33-36.

［27］ 罗云瀚. 生物组织中光子传输理论及其在无创血糖检测中应用的研究［D］. 天津:天津大学,2003:25-28.

［28］ 陈守余,周梅春. 人工神经网络模拟实现与应用［M］. 北京:中国地质大学出版社,2000:34-36.

第六章　舌体数学
模型的物理表征

　　从生物学角度来看，血管系统主要负责输送养分和代谢终产物，并且具有重要的体温调节作用。血液是把来自体内外热源的热量传送至全身各部位的主要媒介之一。作为一种运输能量的载体，血液灌注量、流速、黏度以及血管分布直接影响体内生物组织的热交换。血管在生物传热过程中起着举足轻重的作用。

　　在现有的生物传热方程下，生物体三维温度场的构建与计算已成为近年来生物传热研究中的热点。然而，针对生物器官三维传热状况进行量化描述的文献尚不多见。这主要是因为在理论计算和实验设计方面，有以下几大难点难以突破：①被研究计算的生物体真实的物理模型难以确立，一般都将其简化为较为简单的几何体，但由于形状差别所以计算出的温度场与实际情况偏离较大。②计算模型所需边界条件的确定较为简单，缺乏先进的测试方法。③对生物活体各种热参数集中测量比较困难，同时计算方法的科学性也存在问题。以上问题最终都将影响计算结果的准确性和生物传热问题的深入研究。刘静在《生物传热学》[1]一书中指出："由于微观组织的复杂性，要建立一个血管数密度、尺寸、血流速度相关联的生物传热模型极为困难……然而这些努力对于生物热物理学向纵深发展至关重要……依照生物体真实形状对其进行传热特性的研究是多年来人们所希望的。当然这使得计算研究方法变得十分复杂，但生物体一些特有的性质得以体现，使计算结果更贴近于真实的物理现象。如何将生物体的自然形态进行建构主要取决于两个方面，即测量和重构。测量是依照生物组织真实形状采取特定的或多种测量方法获取其在三维空间内的数据结构，重构是采用特定的方法将得到的数据进行处理从而能够获得可用于分析的生物体数字化模型。"

自20世纪90年代，作者团队便开始进行舌体温度场研究。在当时的技术条件下，首先利用舌体组织切片标记出血管的尺寸和位置，构建出不同二维平面上组织切片的血管数字化模型。以此为基础，尝试了多种方法建立舌体血管三维结构，目前已基本完成生物组织三维模型重构的方法，并取得了一些成果。

第一节　舌体血管分布数字模型的建立

一、血管簇的建立方法

随着生物计算研究的深入，人们发现生物体中所蕴藏着的传热机制远比一般常规认识复杂。一方面，采用解析解或一维、二维数值解的方法对生物组织的传热特性进行完整的描述具有一定的局限性。另一方面，各学者对现有的各类传热方程所持的视角或强调的重点不同，对计算结果的分析具有一定的差异性。

由于生物机体的多样性和复杂性，很难给出关于血管位置、尺寸及血液流速等方面的准确信息。通过模拟或重建血管分布进行血流动力学和组织温度场研究，可以全面地认识人体病证诊断和热疗中与血流的相关性，进而更好地理解器官基本机能和行为之间的复杂关系。

在血流动力学和生物组织温度场的研究中，血管模型建立的技术不断取得突破。根据文献得知，目前血管的结构形式和建立方法大致可以分成3类：①利用数值模拟构建血管分布。②依据血管铸型的结构形成数字化血管分布。③由医学影像转化生成血管分布。

第一种方法主要是通过数学计算，模拟血管分布，但不能反映实际血液循环系统的特征。其中，分形理论主要用以描述复杂物理形状的特征，数学基础是分形几何学[2]。2001年，根据分形理论与动脉分支的生成规律，Zamir构建出基于L系统的动脉分支，并依据生理学统计数据选择几何参数，构建优化的血管形态[3]。

曾有人提出，如果利用结构强制优化方法及优化原则模拟血管分布[4,5]，那么生成的血管分布也符合优化规律，但计算过程复杂。

舌体作为特殊器官，与一般生物组织不同，兼有固体导热、血液流动换热以及代谢热的多重特点，由上述方法建立的血管物理模型仅可用于定性研究，尚不符合临床应用。

二、基于病理切片的二维舌体物理模型

本书血管物理模型的研究始于2000年。当时，CT或MRI对最小血管的空间分辨率>0.5 mm，利用CT或MRI影像进行血管物理建模存在很多技术困难。在研究的初始阶段，为了确定舌体内血管的分布位置，分别对猪舌和犬舌制作多个病理切片，统计出各截面相应的血管分布特征。按照切片的实际形状绘制了截面的轮廓线，并根据切片上各个动脉血管的几何位置，将它们以点的形式进行输入，直径>100 μm的血管以圆面的形式输入，最终生成舌体5个位置截面的血管分布（图6-1）。其中，图a、b、c是舌体的横断面；图d、e是纵断面。利用这个简单的血管物理模型，进行舌体二维温度场的数值计算。

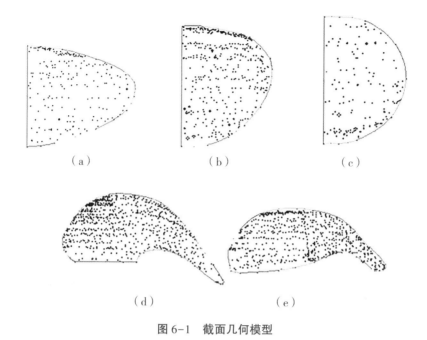

图6-1 截面几何模型

三、基于血管铸型的三维舌体物理模型

从2003年开始，便尝试建立舌体三维血管模型。为了获得真实的血管结构，经反复实验，最终成功获得了猪的血管铸型（图6-2）。随后，以此为依据，构建了数字模型。以血管铸型标本作为原始的物理模型的意义在于，它能够清晰地展示舌体血管网的精细结构。由于舌体各血管间的肌肉纤维组织已被腐蚀掉，所得到的血管主干及分支的三维模型具有直观、立体的特点。血管铸型除了用于教学也广泛地应用于临床，为显微外科手术、血管介入治疗等技术的开展提供解剖学依据[6]。

医学研究认为，对临床诊断有实用价值的血管直径应>300 μm，因此在制作血管物理模型前对其进行了修剪，在不影响舌体血管总体结构、传热效应及临床特征的情况下，将大部分的毛细血管去掉，提高了测量精度和测量可行性。研究发现，舌体内左右两支血管沿舌长呈对称分布，因此仅需对其中一支血管分布进行定位。选取铸型中一支动脉分支置于三维直角坐标系内，采用数码成像技术分别沿主视和俯视两个方向进行多次拍摄，采用图像处理软件进行细分处理，分别获得血管在坐标系内的俯视图（图6-3）、主视图（图6-4），以及经过细分后的血管走势和分支图（图6-5）。通过标注每一条血管，可以使血管的分支和走向更加清晰，从而易于对坐标进行定位。经过该方法处理后，血管在坐标系内的位置被固定，可以排除测量时血管与坐标背景之间相互错动而产生的误差，而

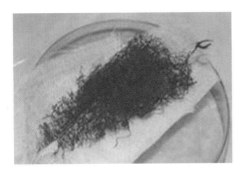

（a）猪舌原始血管铸型

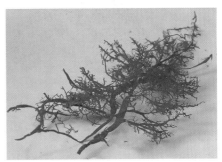

（b）修剪后的猪舌血管铸型

图6-2　猪舌体血管铸型

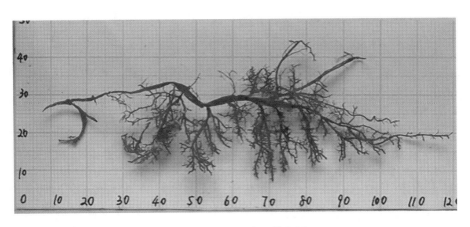

图6-3　*xoy* 平面内血管投影

注：水平向右为 *x* 轴正方向，竖直向上为 *y* 轴正方向。

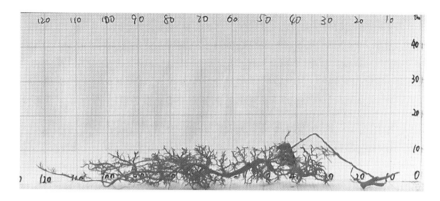

图 6-4　*xoz* 平面内血管投影

注：水平向左为 *x* 轴正方向，竖直向上为 *z* 轴正方向。

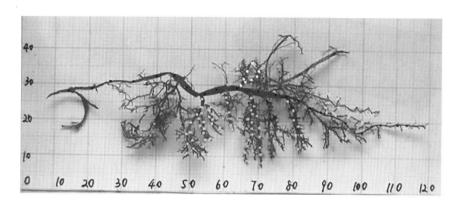

图 6-5　细分后的 *xoy* 平面内血管投影

注：水平向右为 *x* 轴正方向，竖直向上为 *y* 轴正方向。

且利用这种方法，将血管在各坐标系内的投影图像转化成计算机可以识别的数字图像，即将舌体血管物理模型转化为三维数字模型，能够直观地将血管位置定量化，消除通过肉眼直接观察所带来的视觉误差。

采用千分尺分段测量得到铸型中的全部血管管径（表 6-1）。由于直径<0.33 mm 的微细血管的医学特性不明显，在传热研究中可以视为多孔介质，因此未进行测量。血管铸型在烘干过程中，由于重力作用，在高度方向会产生形变。在进行测绘时，对该类血管选取当量直径。接着，在坐

标系下确定变径处的坐标，并利用三维软件对血管结构进行重构[7]（图6-6、图6-7）。

表6-1　猪舌一分支各坐标处血管管径及数目统计　　　　单位：mm

管径	1.60	1.20	1.00	0.90	0.80	0.70	0.63	0.60	0.57
数目	8	2	1	2	8	7	3	10	4
管径	0.55	0.52	0.50	0.48	0.45	0.40	0.38	0.35	0.33
数目	11	4	15	6	9	39	11	9	33

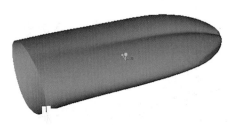 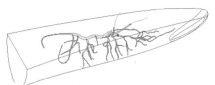

图6-6　舌体模型　　　　　　图6-7　舌体外形及内部血管轮廓线

（1/2舌体）

舌体模型图（1/2舌体）显示，舌体几何尺寸为长100 mm、宽50 mm、根部厚50 mm，所取数据与实际情况接近（图6-7）。

四、利用坐标视觉系统确定人舌血管三维坐标

为了提高上述血管模型的精确性，进一步减少人为因素的影响，采用天津大学研发的光笔三坐标视觉系统确定人舌血管铸型的关键坐标点（图6-8）。将整个血管铸型固定在水平台面上，用摇杆控制触头进行上下前后左右位移，触头与计算机连接，获取血管（大小分支）与触头接触"点"的位置，计算机通过专门软件实时记录该位置处的三维坐标。这种方法将物理模型转化为数字模型，大大节省了时间。

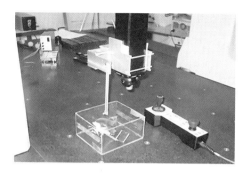

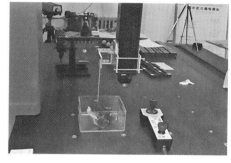

（a）　　　　　　　　　　　　　　（b）

图 6-8　血管铸型坐标测取实验装置

与之前的数字成像方法相比，采用三维坐标视觉系统建模代表了测量技术理念上的创新，以及效率与精度方面的进步。然而，对于较复杂的血管网络，由于无法保证探针触点与血管的精确接触，可能会产生空间定位上的误差，导致数据的不准确。

由人舌铸型（图 6-9）可以看出，人舌与猪舌最大的不同在于，人舌的血管末端基本都向上延伸至舌面，而猪舌血管末端主要向前延伸，并且

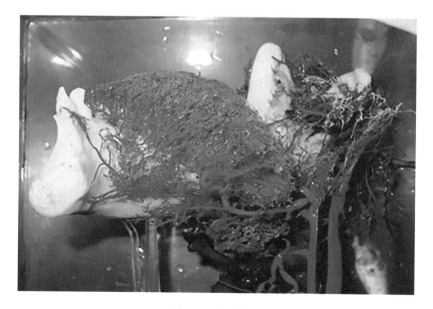

图 6-9　人舌铸型

人舌的血管直径相对较粗。这是由于人舌相对于其他动物的舌体具有更多的功能（人舌是语言发声的辅助器官，具有灵活运动的功能），人舌的血管分布具有与这些功能相适应的特殊结构[8]。

第二节　采用阶梯化方法构建的舌血管三维模型

一、阶梯模拟血管分布

对任何器官组织来说，获取其血管分布是研究该组织的基础。虽然前述方法所获取的血管分布可以客观反映血管复杂的形态，但所建立的物理模型均依赖于利用有创方法获取血管铸型，因此并不具有普遍适用性。传统医学的精髓在于辨证施治，病证是某个证型下的临床反映，如果对舌诊进行定量化研究，则需要通过中医学的造模方法，而这在实际操作中显然不具有可行性。但无论是传统医学还是现代医学，利用血管铸型研究生物组织、器官或是疑难杂症是较为科学的研究方法。因为生物体的血管分布形态和传热特性对生物体的温度场起主要作用，所以如何获取研究对象具有血管铸型特征的模型是生物传热研究中亟待解决的问题。

在某种意义上，用模拟方法生成血管分布替代血管铸型，将生物体三维传热计算方法推向了一个新的层面。采用阶梯模拟方法建立血管分布可以控制血管系统的分布形式，便于研究不同血管形态下生物体内部的传热特性。目前，模拟血管分布的方法之一是建立服从铸型原则的血管分布模型。但是，由于人舌动脉血管分布具有独特的规律，建立符合实际人舌动脉血管分布特征的血管模型十分困难。

为了建立既满足血管分布原则又符合实际人舌血管分布特征的血管网络，提出了阶梯建立动脉血管分布的新方法[5]。即先通过统计规律和优化函数建立具有特定规律的人舌动脉血管分布的根血管和一级分支；然后根据阶梯方法生成更细的血管分支，直到血管分布满足精度要求。同时，为克服传统计算方法过程复杂、速度慢的缺点，应将优化方法应用于阶梯模拟血管分布的第二步。

二、模拟血管分布的构建原则

（一）构建血管分布的条件假设

1. 血管为刚性圆柱管，血液为不可压、均质牛顿流体，血流为稳态层流。

2. 动脉分为大动脉（$R>1\ \text{mm}$）、小动脉（$0.1<R\leqslant1.0\ \text{mm}$）、细动脉（$0.02<R\leqslant0.10\ \text{mm}$）三类。由于细动脉是毛细网状结构，因此在模拟过程中仅考虑大小动脉。

3. 假设模型中所有末端动脉具有相同的出口压力（p_n）和流量（Q_n），且 p_n 和 Q_n 不断变化，使用泊肃叶定律（poiseuille law）描述血管段两端的压力和血流量之间的关系。

$$\Delta p=Q\,\frac{8\mu\cdot L}{\pi R^4} \tag{6-1}$$

4. 已知条件

采用根血管半径已知（根半径较大，一般可以通过造影等方式得到）、末端动脉压力未知为模拟条件。

（二）设计原则

1. 分级设计

所有生物体的血管分布均遵循能量消耗最小的原则，以使维持血液传输所需的生物功最小。基于这一理论，可以推导出 Murray 定律。

对于一个长度为 L，半径为 R，血液体积流量为 Q，血液代谢热为 Q_b 的血管段，消耗的生物功 J 为[9]：

$$J=\frac{8\mu LQ^2}{\pi R^4}+Q_b\pi R^2 L \tag{6-2}$$

生物功是血管半径的函数。假设 R 为自变量，在 R 的取值范围内，J

有极小值，即当 $R = R_0$ 时，$J = J_{min}$。根据极值定理可以得出：

$$\frac{dJ}{dR} = \frac{32\mu L Q^2}{\pi} R^{-5} + 2Q_b \pi L R = 0 \tag{6-3}$$

从而得出维持血液传输消耗能量最小时，血流量 Q 与血管半径 R 的关系式：

$$Q = \sqrt{\frac{\pi Q_b}{16\mu}} R^3 = cR^3 \tag{6-4}$$

其中，常数 $c = \sqrt{\frac{\pi Q_b}{16\mu}}$。根据质量守恒可得：$Q_F = Q_r + Q_l$。

其中，Q_f 为主干血管流量，Q_l、Q_r 分别为左右两个分支血管的流量。

$$R_f^\gamma = R_l^\gamma + R_r^\gamma , \gamma = 3 \tag{6-5}$$

该式给出了源头血管半径（R_f）与两边对称的分支血管半径（R_l，R_r）间的关系，该方程由 Murray[10] 首先提出。

2. 取最小单元体积

将血管分布进行最小化的常用方法有最小体积法[11,12]、最小面积法等。最小体积原则可表示为：

$$T = \sum_{i=1}^{N_{tot}} L_i R_i^\lambda \rightarrow \min \tag{6-6}$$

其中，N_{tot} 为血管分布总的血管数，i 为血管的索引号，L_i 和 R_i 是第 i 段血管的长度和半径，λ 为常数。这里选用 $\lambda = 2$，即：

$$T = \sum_{i=1}^{N_{tot}} L_i R_i^2 \rightarrow \min \tag{6-7}$$

单个血管段体积 $V = \pi R^2 L$，流量 $Q = cR^3$，根据公式（6-2）得：

$$J = 1.5 Q_b \pi R^2 L = 1.5 Q_b V \tag{6-8}$$

由上式可以看出，生物功与血管段体积成线性正比关系。因此，血管分布体积最小时，能量消耗最小。

三、在生物组织上模拟生成血管分布

传统模拟方法是：血管体积为 $V_n = V/n$。其中，V 为模拟组织的总体积，n 为模拟血管分布末端动脉个数。模拟细胞由一个末端动脉灌注，该末端动脉出口压力已知，血管分布的入口半径未知。

在起始面上任选两点分别作为根血管的入口和出口，由此建立第一个血管，然后按比例放大血管的长度和半径，生成第二个末端，以此类推，直到模拟组织膨胀到所需大小。

四、利用阶梯分级进行数字建模

为验证该方法的可行性，通过编制程序模拟出末端数分别为 400、1 600、3 000 时组织的血管分布。灌注组织总体积为 100~110 cm³，血管分布入口压力为 95~100 mmHg，根血管直径为 2.5~3.0 mm，组织的总灌注流量为 450~500 mL/min，血液黏度为 0.003 6 Pa·s[4]。

由于人舌血管分布的根血管和第一级分支具有特定规律，因此能够以此为基础，建立适合人舌动脉血管分布的模型。通过血管分布的解剖条件构建模型，利用统计规律和相关函数建立舌深动脉和第一级动脉分支，随后生成更细的血管分支，直到血管分布满足所需的精度要求。

五、人舌动脉血管分布的模拟结果

利用所提出的模拟方法，建立人 1/2 舌（半个舌体）末端动脉数分别为 100 和 600 时的血管分布。其中，根血管直径为 1.9 mm，流速为 65 mm/s。结果表明，用该方法得到的第一级分支的个数、角度和间距，以及血管分布的形态特征等，与实际人舌动脉血管分布铸型一致[5]。

第三节　阶梯逐步模拟的理论分析

人舌中的血管分支结构可以分为对称结构和不对称结构 2 种情况[13]。在血管分支不对称结构中，两侧血管输送的距离不同，其中较长血管的血液干流可输送的距离较远；较小的分支血管一般表现出对称分布，这些较小血管的作用是将血液供给周围组织。即大血管供给二级分支后再由小血管（三级分支以下）供给生物组织。

据此分析，应用本方法或原则可以模拟建立各种生物器官的动脉血管分布，获取大小血管的统计规律，从而生成血管的主干以及小分支血管。采用该方法得到的血管分布与真实的人舌动脉铸型更接近。

为进一步说明该方法的优越性，将阶梯模拟与传统方法得到的结果进行对比。由舌深动脉起始，分别得到舌背侧、舌外侧、舌内侧和舌腹侧的血管占第一级分支总数的百分比。结果表明，该模拟方法得到的人舌动脉血管分布与背侧分支的一致性更高，内侧、外侧及腹侧血管分布呈现逐渐减少的趋势。传统模拟方法得到的各方向第一级分支血管分布比较平均，与真实血管分布的规律差异较大（图6-10）。

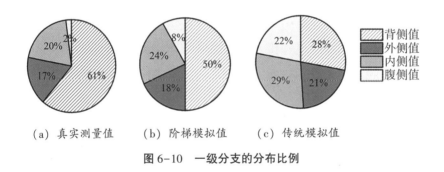

（a）真实测量值　　（b）阶梯模拟值　　（c）传统模拟值

图6-10　一级分支的分布比例

对比两种模拟方法得到的舌体同方向第一级分支的（纵轴）平均直径可知，阶梯模拟方法所得结果与真实动脉血管分布更接近。

猪舌血管铸型可以客观的反映血管分布及走向。以此为基础数据，将舌体内（二级以上）血管的位置、相应血管的直径参数转换成计算机可以识别的数字模型，建立舌内血管物理参数的数据库。三级以下的微血管与舌体组织"融合"在一起，在生物传热计算中可视为多孔介质处理。采用阶梯模拟方法获得的人舌三维温度场，可以定量化分析与研究中医证型与生物传热之间的相关性。

参考文献

[1] 刘静,王存诚.生物传热学[M].北京:科学出版社,1997:1-2.

[2] 李振娟.基于分形的手指静脉网络复原方法研究[D].天津:中国民航大学,2019,3-4.

[3] ZAMIR M. Optimality principles in arterial branching[J]. Journal of theoretical biology,1976, 62(1): 227-251.

[4] SCHREINER W, PETER F B. Computer-optimization of vascular trees[J]. IEEE transactions on biomedical engineering, 1993, 40(5): 482-490.

[5] 张艳.中医舌诊机理的生物传热研究[D].天津:天津大学,2008.

[6] 潘雪梅,周军.人体血管铸型技术的研究进展[J].解剖与临床,2012,17(2): 169-170.

[7] 魏璠.舌体三维温度场的数值计算及传热特性研究[D].天津:天津大学,2004.

[8] 李艳.舌体横纵剖面温度场数值计算及传热模型研究[D].天津:天津大学,2003.

[9] LUBASHEVSKY I A, GAFIYCHUK V V. Analysis of the optimality principles responsible for vascular network architectonics[J]. Eprint arxiv:adap-org/9909003, 1999.

[10] MURRAY C D. The physiological principle of minimum work: the vascular system and the cost of the blood volume[J]. Proceedings of the national academy of science of the United States of America, 1926, 12(3): 207-214.

[11] VAN BAVEL, SPAAN E. Branching patterns in the porcine coronary arterial tree: estimation of flow heterogeneity[J]. Circulation research, 1992, 71(5): 1200-1212.

[12] ZAMIR M, SINCLAIR P, WONNSCOTT T H. Relation between diameter and flow in major branches of the arch of the aorta[J]. Journal of biomechanics, 1992, 25 (11): 1303-1310.

[13] SCHREINER W, NEUMANN F, NEUMANN M, et al. Structural quantification and bifurcation symmetry in arterial tree models generated by constrained constructive optimization[J]. Journal of theoretical biology, 1996, 180(2): 161-174.

第七章 舌体一维传热模型的建立与解析解

1948 年，Pennes 提出了主要针对手臂导热的生物传热模型，而舌体无论是生理机制还是结构特征都与手臂有明显的区别。在最初的模型研究中，由于舌体长而薄的形状特征，将其作为一维传热扩展表面进行处理。最初以犬舌为研究对象，但是由于犬舌具有体温调节和增强散热的功能，后续研究改为猪舌。

第一节 舌体作为一维等截面直肋建模

一、模型建立的合理性分析

将舌体视为一维等截面直肋，同时考虑尖端散热和内热源，在口腔自然张开的状态下，舌体的换热达到相对稳态。在建模过程中，作了以下几点假设。

1. 舌体中的热流及温度不随时间变化（短时间）。

2. 舌体是均质、各向同性的，导热系数为常数。

3. 整个舌表面的对流换热系数保持不变。

4. 舌自然伸展半张口时，短时间内口腔与环境之间达到热平衡，且温度稳定，保持不变。

5. 通过观察舌血管铸型可知，舌体内动脉血管走向以舌长方向为主，舌厚度、宽度与舌长比较相对较小，计算沿这两个方向的毕渥数（Bi 数）。

（1）舌宽方向：$Bi_1 = \dfrac{ha_1}{2k} = \dfrac{3 \times 0.045}{2 \times 0.7} = 0.096$。

（2）舌厚方向：$Bi_2 = \dfrac{ha_0}{2k} = \dfrac{3 \times 0.035}{2 \times 0.7} = 0.075$。

其中，a_1、a_0 分别为舌面宽度和舌根处厚度，对流换热系数估算为 3 W/（m² · ℃）。结果表明，厚度与宽度两个方向的 $Bi < 0.1$。根据文献[1]，对于类似平板形状的物体，当 $Bi \leqslant 1$ 时，可以认为沿这两个方向的内部热阻远远小于外部热阻，即沿舌厚及舌宽方向的温度变化可以忽略。在这种情况下，舌的导热问题成为准一维导热问题。

二、等截面直肋条件下舌体温度特征

1. 舌根部凸起，其厚度小于长度和宽度，符合等截面直肋[2]。肋片高度为舌长（l），宽度为舌宽度（L），厚度为舌厚度（δ）；肋片的横截面积即为舌体的横断面积（A），肋片的周边视为舌横断面的周边长度（U）。

2. 肋片的导热系数（K）为舌的导热系数，主要探讨舌表面温度与血液灌注率之间的关系。由于舌体内部的血液流动主要沿舌长方向，因此建模时只考虑舌长方向的温度梯度变化。为了消除舌体宽度、厚度方向的导热对温度场的影响，只取舌体源项数值的 1/3 进行计算。

3. 舌体组织内部源项主要分为组织内各点的代谢产热和血液流动引起的对流换热两部分。

（1）血液灌注率（$\overline{W}_b$）：通过实验测得对照组的猪舌和犬舌略有差异。其中，犬舌 $\overline{W}_b = 4.91$ kg/（m³ · s），猪舌 $\overline{W}_b = 5.25$ kg/（m³ · s）。

代谢热：舌体组织代谢产热是生物体特有的内部热源，由生物体摄入的营养物质及血氧含量转化而来。葡萄糖的氧化过程是这种代谢产热的典型代表，其化学方式为：

$$C_6H_{12}O_6 + 6O_2 \rightarrow 6H_2O + 6CO_2$$

查阅文献，可以得到有关葡萄糖氧化的相关数据[3]（表7-1）。

表7-1 葡萄糖氧化生理参数

物理热价	生物热价	营养学热价	耗氧量
17.15 kJ/g	17.15 kJ/g	16.70 kJ/g	0.83 L/g

由表可知，葡萄糖的营养学热价为 16.7 kJ/g，表明每氧化 1 g 葡萄糖将释放 16.7 kJ 的代谢热，此数据作为计算舌体代谢热的主要依据。动静脉血氧含量的差值即为动物活动过程中消耗的热量。猪舌动、静脉血氧含量的测定结果（表7-2）表明，不同样本血氧含量的差值相近，可取样本的平均值进行计算，约为 2.9%。

表7-2 猪舌动、静脉血氧含量

组别	动脉血氧含量/ %	静脉血氧含量/ %	动静脉血氧含量差/ %
1	20.7	17.1	3.6
2	20.7	17.9	2.8
3	20.8	19.4	1.4
4	20.6	16.8	3.8
平均	20.7	17.8	2.9

舌体耗氧量（mL/min）= 血液灌注率 $\overline{W}_b$（mL/min）×（动脉血氧含量−静脉血氧含量）。

$$(7-1)$$

根据葡萄糖氧化方程式，可将舌体耗氧量换算成相应的葡萄糖消耗量，然后乘以葡萄糖营养学热价，即可得到代谢产热量。

因此，舌体代谢产热 Q_{met} 可表示为：

$$Q_{met} = \frac{\text{舌体耗氧量} \times \text{葡萄糖营养学热价}}{0.83} \tag{7-2}$$

代入上式，可得 $Q_{met(犬)} = 1\ 021\overline{W}_b$；$Q_{met(猪)} = 515\overline{W}_b$ \qquad(7-3)

计算结果显示，犬舌的代谢热比猪舌高将近 1 倍。这一客观计算结果也证实了犬舌与猪舌的主要区别在于犬舌具有很强的散热功能，这也为后续研究选择猪舌提供了依据。

（2）血液灌流项：在舌体组织内部每一单位体积、单位时间内血流量是均匀一致的。因此，由血液流动引起的对流换热量为：

$$q_b = \overline{W}_b \cdot C_b \cdot (T_a - T_v) \tag{7-4}$$

简化后，可认为静脉回流血液温度与周围组织处于热平衡，即 $T_v = T$，则（7-4）式改为：

$$q_b = \overline{W}_b \cdot C_b \cdot (T_a - T) \tag{7-5}$$

式中，T_a 是舌体动脉血液温度，T 是舌体组织温度，C_b 是血液定压比热。

4. 舌体导热系数 K 在整个舌体内部均匀一致，K 值为 $0.7\ \text{W}/(\text{m} \cdot ℃)$。

5. 热像仪摄取热像的瞬间，舌体从口腔伸出暴露在空气中时，舌表面与环境之间存在自然对流换热。实验测得，环境的平均温度 $T_f = 26.6℃$，用牛顿冷却定律描述冷空气与舌表面之间的自然对流换热。将舌体作为一维导热的等截面直肋时，舌表面与空气之间的对流换热是舌体的一个负内热源，单位体积舌体在单位时间内的对流散热量即为内热源强度。舌表面温度沿舌长方向改变，所以舌表面的对流换热量及内热源强度亦随之改变。距舌根 X 处取一长度为 dx 的微元段（图 7-1），则微元段的换热量为：

$$h(T - T_f)Udx \tag{7-6}$$

微元段内热源的强度为：

$$q_f = -\frac{h(T - T_f)udx}{Adx} \tag{7-7}$$

式中，"负号"表示内热源为负值。

6. 因为模型考虑的是稳态导热过程，所以时间对温度场的影响可以通过（7-1）、（7-3）、（7-4）得到。据此，能量守恒方程为：

$$k\frac{d^2T}{dx^2}+W_bC_b(T_a-T)+Q_{met}-\frac{hU}{A}(T-T_f)=0 \qquad (7-8)$$

即：

$$k\frac{d^2T}{dx^2}+W_bC_b(T_a-T)+515\overline{W}_b-\frac{hU}{A}(T-T_f)=0 \qquad (7-9)$$

边界条件舌尖和舌根的温度通过热像仪采集。

$$\begin{cases} x=0, T=T_0 \\ x=l, T=T_l \end{cases} \qquad (7-10)$$

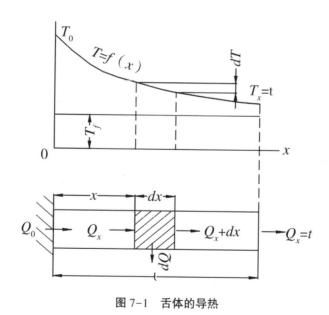

图 7-1　舌体的导热

三、一维等截面直肋舌体传热模型的解析解

1. 方程计算参数

取实验的原始数据：环境温度（T_f）= 26.6℃，导热系数（K）=

0.7 W/(m·℃)，血液密度（ρ_b）= 1.06 × 10³ kg/m³，血液比热（C_b）= 4.187 KJ/kg，舌长（l）= 0.1 m，舌平均宽度（L）= 0.035 m，舌平均厚度（δ）= 0.025 m，动脉血液温度（T_a）= 38.5℃。

2. 对流换热系数的计算

对流换热系数按常壁温自然对流换热计算，使用关联式：

$$Nu = C(Gr \cdot Pr)^n \tag{7-11}$$

$$Gr = g\beta\Delta t l^3/\gamma^2 \tag{7-12}$$

其中，β 为容积膨胀系数 K^{-1}，对于符合理想气体性质的气体取 $\beta = 1/T$。

$$\Delta T = T_w - T_f$$

定性温度：
$$T_m = (T_w + T_f)/2 \tag{7-13}$$

舌面平均温度：$T_w = 37℃$

查表取得：$C = 0.62$，$n = 0.25$

计算得：$T_m = 31.8℃$，$\Delta T = 10.4℃$

根据 T_m 查物性表：$K_m = 0.0265$ W/(m·℃)，$\gamma = 16.21 \times 10^3$ m²/s，$P_r = 0.712$。

计算得：$Gr = g\beta\Delta t l^3/\gamma^2 = 9.8 \times (0.1)^3 \times 10.4/(16.2 \times 10^3)^2 \times (31.8 + 273)$

$$= 1.272 \times 10^6$$

$Nu = C(GR \cdot Rr)^n = 0.62 \times (1.272 \times 10^6 \times 0.712)^{0.25} = 19.13$

$h = Nu \cdot K/l = 19.13 \times 0.0265/0.1 = 5.07$ W/(m²·℃)

3. 血液灌注率及边界温度

通过实验动物猪的三个不同血流组的血液灌注率及热像仪得到以下 7 组血液灌注率及相应的边界温度（表7-3）。

表 7-3　血液灌注率和相应的边界条件

$\overline{W_b}/(\mathrm{kg}\cdot\mathrm{m}^{-3}\cdot\mathrm{s}^{-1})$	$T_0/℃$	$T_1/℃$
2.24	37.0	35.5
3.39	36.8	35.1
3.87	37.7	36.6
5.25	37.8	35.9
6.06	38.3	36.8
7.58	38.6	37.6
8.48	38.5	36.0

4. 方程的求解

$$k\frac{d^2T}{dx^2}+W_bC_b(T_a-T)+515\overline{W_b}-\frac{hU}{A}(T-T_f)=0 \qquad (7-14)$$

方程的解析解：

$$T=\frac{\alpha KA+W_bC_bAT_a+hUKT_f}{W_bC_bA+hUK}$$

$$+\frac{1}{\omega}\cdot\frac{(\omega W_bC_bAT_a+\beta KA+\omega hUKT_f)\ (e^{l^2\cdot M}-2e^{l\cdot M^{1/2}}+1)}{(e^{l^2\cdot M}-1)\ (W_bC_bA+hUK)}\cdot sh(x\cdot M^{1/2})$$

$$+\frac{1}{\omega}\cdot\frac{(W_bC_bA+hUK)\ (\gamma e^{l\cdot M^{1/2}}-\mu-\mu e^{l^2\cdot M})}{(e^{l^2\cdot M}-1)\ (W_bC_bA+hUK)}\cdot sh(x\cdot M^{1/2})$$

$$-\frac{1}{\omega}\cdot\frac{\beta KA+\omega W_bc_bAT_a+\omega hUKT_f-\mu W_bC_bA-\mu hUK}{W_bC_bA+hUK}\cdot ch(x\cdot M^{1/2})$$

$$(7-15)$$

式中，$M=\dfrac{W_bC_bA+hUK}{K/A}$；$\alpha$，$\omega$，$\beta$，$\gamma$，$\mu$ 均为常数。

不同血液灌注率（$\overline{W_b}$）对应的 α，ω，β，γ，μ 值如下（表 7-4）。

表7-4 解析解常数

$\overline{W_b}/(\mathrm{kg \cdot m^{-3} \cdot s^{-1}})$	α	ω	β	γ	μ
2.24	551	1	551	71	37
3.39	664	5	3 370	351	184
3.87	948	10	9 480	732	377
5.25	1 291	5	6 455	359	189
6.06	1 490	10	14 900	736	383
7.58	1 530	5	7 650	376	193
8.48	2 086	2	4 172	144	77

四、计算结果分析

选取对照组数值为：$\overline{W_b}=5.25\,\mathrm{kg/(m^3 \cdot s)}$，$T_0=37.8℃$，$T_l=35.9℃$。降血流组数值为：$\overline{W_b}=3.39\,\mathrm{kg/(m^3 \cdot s)}$，$T_0=36.8℃$，$T_l=35.1℃$。升血流组数值为：$\overline{W_b}=8.48\,\mathrm{kg/(m^3 \cdot s)}$，$T_0=38.5℃$，$T_l=36.0℃$。对三组数据进行分析。

（一）不同血流组中温度与距离之间的关系

由图7-2计算值曲线可知，三组温度沿舌长方向呈下降趋势。对照组$\overline{W_b}=5.25\,\mathrm{kg/(m^3 \cdot s)}$时，全舌总温差为1.9℃；降血流组$\overline{W_b}=3.39\,\mathrm{kg/(m^3 \cdot s)}$时，全舌总温差为1.7℃；升血流组的$\overline{W_b}=8.48\,\mathrm{kg/(m^3 \cdot s)}$时，全舌总温差为2.5℃。在全舌温度（分布）场范围内，三组的温度的变化规律相似，即在$x=0$到$x=0.02\,\mathrm{m}$、$x=0.08\,\mathrm{m}$到$x=0.1\,\mathrm{m}$时温度变化明显；在$x=0.02\,\mathrm{m}$到$x=0.08\,\mathrm{m}$时趋于平稳。

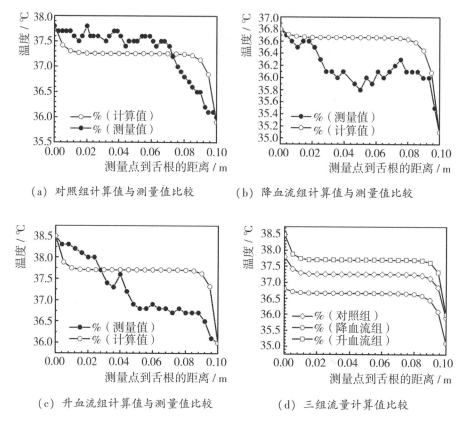

(a) 对照组计算值与测量值比较

(b) 降血流组计算值与测量值比较

(c) 升血流组计算值与测量值比较

(d) 三组流量计算值比较

图 7-2 不同血流组中温度与距离的关系

舌面温度呈现以上变化，主要由舌体的自身结构决定。在 $x = 0$ 到 $x = 0.02$ m 范围内，位于舌根，此处分布的血管为整个舌体血管网的主干部分，血管数量相对较少、排列规则，直径相对较大，动脉血液与舌体组织之间的对流换热强烈。舌根位于口腔深处，空气自然对流会受到一定程度的屏蔽，因此在舌根处温度最高。随着舌长距离的增加，血管对流换热因动脉血液温度的降低而减小，受自然对流影响增强，温度下降得很快。此时，对照组温度变化为 0.54℃，升血流组温度变化为 0.79℃，降血流组温度变化为 0.12℃。

在 $x = 0.02$ m 至 $x = 0.08$ m 范围内，温度变化较小。此时，由干流血管逐渐分支为浓密的毛细血管网，动脉血明显减少，血管分布更加均匀，舌体组织和动脉血液之间达到充分的热平衡，温度基本维持在一定水平上。

在 $x = 0.08$ m 到 $x = 0.1$ m 范围内，为毛细血管网末梢，毛细血管分布相对较密，动脉血液温度进一步降低，舌尖端部换热效果最为显著，温度下降明显。此时，对照组温度变化为 1.32℃，降血流组温度温变化为 1.53℃，升血流组温度变化为 1.69℃。计算曲线与实验曲线基本吻合。

三组曲线变化趋势基本相同。由于血液灌注率不同，舌面总体温度略有差异，血液灌注率越大，舌体温度越高（图 7-2d）。

（二）舌面三个位置处温度与血液灌注率之间的关系

舌尖、舌中、舌根处的温度与血液灌注率的关系如下（图 7-3～图 7-5）。其中，实心图标为实验曲线，空心图标为理论计算曲线。从图中可以看出，舌尖、舌中、舌根温度随血液灌注率的变化而变化。当血液灌注率增大时，温度升

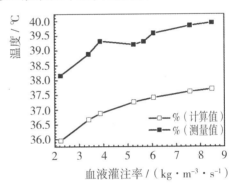

图 7-3　舌尖温度与血液灌注率之间的关系

高；反之，则温度降低。当血液灌注率>6.00 kg/（m³·s）时，舌面温度变化缓慢；当血液灌注率增大到 8.48 kg/（m³·s）时，舌面温度将维持在一固定值不变，曲线趋于水平。

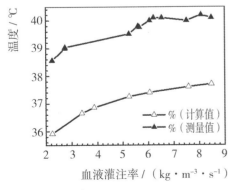

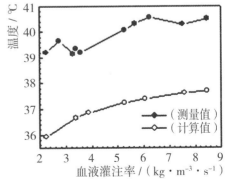

图 7-4　舌中温度与血液灌注率之间的关系　　图 7-5　舌根温度与血液灌注率之间的关系

第二节 舌体作为一维楔形肋建模

一、数学建模

参照肋的处理方式，用肋的假想高度 $b'=b+a_2/2$ 代替肋的实际高度 b，即考虑舌尖端面散热，把端面面积铺展到侧面[1]。以扩展后的舌尖端作为坐标原点，设舌尖到舌根方向距离为 x。任一点 x 处横截面积为 $A(x)=f_1(x)$，楔形体的纵断面轮廓线由两条对称直线组成，即 $y=\pm f_2(x)$。坐标系及各尺寸名称如图7-6所示。则有：

$$f_2(x)=\frac{a_2}{2}+\left(x-\frac{a_2}{2}\right)tg\alpha \tag{7-16}$$

$$f_1(x)=a_1\cdot 2f_2(x)=a_1\left[a_2+2\left(x-\frac{a_2}{2}\right)tg\alpha\right]=a_1\left[2xtg\alpha+a_2(1-tg\alpha)\right] \tag{7-17}$$

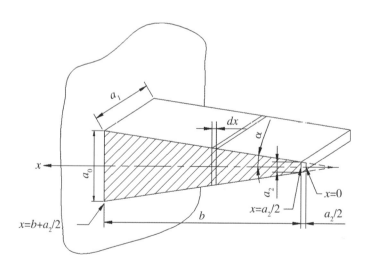

图7-6 舌体楔形肋模型

另有，$\dfrac{df_1(x)}{dx}=2a_1tg\alpha$ (7-18)

任一点 x 处的横截面周长为：

$$p=f_3(x)=2[a_1+2f_2(x)]=2\{a_1+[2xtg\alpha+a_2(1-tg\alpha)]\}$$ (7-19)

取图中所示微元段 dx，分析微元段内能量的平衡。

由导热引起的热量增加量为：

$$dq_1=k\dfrac{d}{dx}\left[f_1(x)\dfrac{dT}{dx}\right]dx=k\dfrac{d}{dx}\left[f_1(x)\dfrac{d\theta}{dx}\right]dx$$ (7-20a)

式中，$\theta=T-T_f$，将（7-18）代入（7-20a）得

$$dq_1=k\left[2a_1tg\alpha\dfrac{d\theta}{dx}+f_1(x)\dfrac{d^2\theta}{dx^2}\right]dx$$ (7-20b)

由血液灌流和代谢热引起的热量增加量为：

$$dq_2=q_if_1(x)dx$$ (7-21)

微元段表面通过对流散出的热量为：

$$dq_3=-f_3(x)h(T-T_f)dx=-hf_3(x)\theta dx$$ (7-22)

能量守恒方程为：

$$dq_1+dq_2+dq_3=0$$ (7-23)

将（7-20b）、（7-21）、（7-22）代入（7-23）得：

$$k\left[2a_1tg\alpha\dfrac{d\theta}{dx}+f_1(x)\dfrac{d^2\theta}{dx^2}\right]+q_if_1(x)-hf_3(x)\theta=0$$ (7-24)

将（7-3）、（7-4）、（7-17）、（7-19）整理并代入（7-24）：

$$\left[x+\dfrac{a_2(1-tg\alpha)}{2tg\alpha}\right]\dfrac{d^2\theta}{dx^2}+\dfrac{d\theta}{dx}-\dfrac{2h}{ka_1}\left[x+\dfrac{a_1+a_2(1-tg\alpha)}{2tg\alpha}\right]\theta=-\dfrac{q_i}{k}\left[x+\dfrac{a_2(1-tg\alpha)}{2tga}\right]$$

(7-25)

令 $m=\dfrac{a_2(1-tg\alpha)}{2tg\alpha}$，$n=\dfrac{2h}{ka_1}$，$p=\dfrac{a_1+a_2(1-tg\alpha)}{2tg\alpha}$ (7-26)

则方程（7-25）转化为：

$$(x+m)\frac{d^2\theta}{dx^2}+\frac{d\theta}{dx}-n(x+p)\theta=-\frac{q_i}{k}(x+m) \tag{7-27}$$

方程（7-27）为二阶变系数非齐次微分方程，化为标准形式：

$$\frac{d^2\theta}{dx^2}+\frac{1}{x+m}\frac{d\theta}{dx}-\frac{n(x+p)}{x+m}\theta=-\frac{q_i}{k},x\in\left[0,b+\frac{a_2}{2}\right] \tag{7-28}$$

二、边界条件

1. 前已述及，用肋的假想高度 $b'=b+a_2/2$ 代替肋的实际高度 b，并将舌尖端面的散热面积铺展到侧面，因此 $x=0$ 处是绝热的。即：

$$\left.\frac{d\theta}{dx}\right|_{x=0}=0 \tag{7-29}$$

2. 舌根部的组织温度 t_{root} 由实验测得，随即确定另一个边界条件为：

$$\theta|_{x=b+a_2/2}=\theta_{root} \tag{7-30}$$

式中，$\theta_{root}=T_{root}-T_f$。

三、模型的求解

方程（7-28）为二阶变系数非齐次方程，其通解由它的一个特解 $\overline{\theta}$ 和对应齐次方程的通解 Θ 之和构成，即：

$$\theta=\Theta+\overline{\theta} \tag{7-31}$$

下面分别计算 Θ 和 $\overline{\theta}$。

1. 齐次方程的通解

方程（7-28）所对应的齐次方程为：

$$\frac{d^2\theta}{dx^2}+\frac{1}{x+m}\frac{d\theta}{dx}-\frac{n(x+p)}{x+m}\theta=0 \tag{7-32}$$

它的通解为：

$$\Theta=C_1I_0(\phi)+C_2K_0(\phi) \tag{7-33}$$

式中，$\phi=2(np)^{\frac{1}{2}}(x+m)^{\frac{1}{2}}$，$C_1$ 为复数，C_2 为实数，且均为常数。

$I_0(\phi)$、$K_0(\phi)$ 分别为零阶第一类修正 Bessel 函数、零阶第二类修正 Bessel 函数。

事实上，齐次方程（7-32）是楔形体内不含内热源时的表达式，所以它的通解反映的是内热源为零时楔形体内温度的分布状况，代入适当的边界条件，即可得到 C_1、C_2 的值。最终得到不含内热源的楔形体准一维传热模型的解析解。

2. 非齐次方程的特解

非齐次方程（7-27）中非齐次项的物理意义是，内热源项对楔形体内温度场的贡献。其特解为由于内热源的存在而使楔形体温度升高的数值。

根据文献[4]介绍的常数变易法，对非齐次方程的特解 $\bar{\theta}$ 进行了求解。

常数变易法，就是把任意常数看作待定的 x 的函数，即以 $u_1(x)$，$u_2(x)$ 代替式（7-33）中的 C_1，C_2，使得：

$$\theta = u_1(x)I_0(\phi) + u_2(x)K_0(\phi) \tag{7-34}$$

得到非齐次方程（7-27）的解。

按照文献[4]，把（7-34）代入方程（7-27）中，得到关于 $u_1(x)$、$u_2(x)$ 的方程组为：

$$\begin{cases} u'_1(x)I_0(\phi) + u'_2(x)K_0(\phi) = 0 \\ u'_1(x)I'_0(\phi) + u'_2(x)K'_0(\phi) = -\dfrac{q_i}{k} \end{cases} \tag{7-35a}$$

由于 $I'_0(\phi) = \dfrac{2np}{\phi}I_1(\phi)$，$K'_0(\phi) = \dfrac{2np}{\phi}K_1(\phi)$，方程组（7-35a）转化为：

$$\begin{cases} u'_1(x)I_0(\phi) + u'_2(x)K_0(\phi) = 0 \\ u'_1(x)I_1(\phi) + u'_2(x)K_1(\phi) = -\dfrac{q_i\phi}{2knp} \end{cases} \tag{7-35b}$$

解方程组（7-35b），得到：

$$\begin{cases} u'_1(x) = \dfrac{-q_i\phi K_0(\phi)}{2knp\left[I_0(\phi)K_1(\phi)+I_1(\phi)K_0(\phi)\right]} \\[4mm] u'_2(x) = \dfrac{q_i\phi I_0(\phi)}{2knp\left[I_0(\phi)K_1(\phi)+I_1(\phi)K_0(\phi)\right]} \end{cases} \tag{7-36}$$

方程组（7-36）两边对 x 积分，积分域从 0 到 $(b+a_2/2)$，如将舌长扩大到 $(b+a_2/2)$（图 7-9）之后，由舌尖到舌根积分。得到 $u_1(x)$、$u_2(x)$ 的数学表达式：

$$\begin{cases} u_1(x) = \dfrac{-q_i}{2knp}\displaystyle\int_0^{b+\frac{a_2}{2}} \dfrac{\varphi K_0(\varphi)}{I_0(\varphi)K_1(\varphi)+I_1(\varphi)K_0(\varphi)}d\xi + C_1 \\[4mm] u_2(x) = \dfrac{q_i}{2knp}\displaystyle\int_0^{b+\frac{a_2}{2}} \dfrac{\varphi I_0(\varphi)}{I_0(\varphi)K_1(\varphi)+I_1(\varphi)K_0(\varphi)}d\xi + C_2 \end{cases} \tag{7-37}$$

式中，$\varphi = 2(np)^{\frac{1}{2}}(\xi+m)^{\frac{1}{2}}$。

将（7-37）代入（7-34），并整理得方程（7-27）的解为：

$$\theta = C_1 I_0(\phi) + C_2 K_0(\phi) + \dfrac{q_i}{2knp}\int_0^{b+\frac{a_2}{2}} \dfrac{\varphi\left[I_0(\varphi)K_0(\phi)-K_0(\varphi)I_0(\phi)\right]}{I_0(\varphi)K_1(\varphi)+I_1(\varphi)K_0(\varphi)}d\xi$$

$$\tag{7-38}$$

即 $\theta = \Theta + \bar{\theta}$，其中齐次方程通解和非齐次方程特解为：

$$\Theta = C_1 I_0(\phi) + C_2 K_0(\phi) \tag{7-39}$$

式中，C_1 为复数，C_2 为实数，且均为常数。

$$\bar{\theta} = \dfrac{q_i}{2knp}\int_0^{b+\frac{a_2}{2}} \dfrac{\varphi\left[I_0(\varphi)K_0(\phi)-K_0(\varphi)I_0(\phi)\right]}{I_0(\varphi)K_1(\varphi)+I_1(\varphi)K_0(\varphi)}d\xi \tag{7-40}$$

式中，$\phi = 2(np)^{\frac{1}{2}}(x+m)^{\frac{1}{2}}$，$\varphi = 2(np)^{\frac{1}{2}}(\xi+m)^{\frac{1}{2}}$。

从物理意义上说，Θ 代表了不含内热源时楔形体内的温度分布，而 $\bar{\theta}$ 代表了由内热源带给楔形体的温升。

3. 求解

式（7-38）中被积分函数含有零阶第一类修正 Bessel 函数、零阶第二类修正 Bessel 函数的运算式，其形式非常复杂，积分过程只能采用数值方法。

求解过程中各几何参数及物性参数取值如下。

$a_1 = 0.045$ m　　　　$a_2 = 0.005$ m

$a_0 = 0.035$ m　　　　$b = 0.1$ m

$\rho = 1\ 060$ kg/m^3　　$C_b = 4.187$ kJ/(kg·℃)

$k = 0.7$ W/(m·℃)　$h = 3$ W/(m^2·℃)

$t_{root} = 39.78$℃　　　$t_f = 30$℃

$t_a = 36.8$℃　　　　$t_v = 36.6$℃

C_1、C_2的值由边界条件确定，表 7-5 为不同血液灌注率所对应的 C_1、C_2 值。可见 C_1 虚部系数的绝对值与 C_2 相等，符号相反。

表 7-5　不同血液灌注率对应的 C_1、C_2 值

$W_b/(\text{kg·m}^{-3}·\text{s}^{-1})$	C_1	C_2
0	1.006 9+3.667 9 i	−3.667 9
0.721	1.649 5+6.008 9 i	−6.008 9
1.153	2.035 1+7.413 5 i	−7.413 5
1.297	2.163 7+7.881 7 i	−7.881 7
1.441	2.292 2+8.349 9 i	−8.349 9
1.585	2.420 7+8.818 1 i	−8.818 1
1.729	2.549 2+9.286 3 i	−9.286 3
1.873	2.677 8+9.754 5 i	−9.754 5
2.018	2.806 3+10.222 7 i	−10.222 7
2.162	2.934 8+10.691 0 i	−10.691 0
2.306	3.063 4+11.159 2 i	−11.159 2
2.450	3.191 9+11.627 4 i	−11.627 4

注：C_1＝实部+虚部，"i"表示虚部。

由式（7-37）计算出函数 $u_1(x)$、$u_2(x)$。图 7-7 是计算得到的不同

血液灌注率下函数 $u_1(x)$ 的曲线。当 $W_b = 0$ 时，$u_1(x)$ 为常数，在图中仅为一点。这是因为，当 $W_b = 0$ 时，意味着源项为 0，则方程变为齐次方程（7-32），$u_1(x)$、$u_2(x)$ 不再是 x 的函数，而是常数。由于 $u_1(x)$ 为复数函数，图 7-7 为复数坐标系，横坐标为 u_1 的实部，纵坐标为 u_1 的虚部系数。各条曲线均随 x 的增大而单调递增，为双曲线的一支，且以 $W_b = 0$ 点为中心。血液灌注率越大，曲线离中心点越远，变化幅度越大。

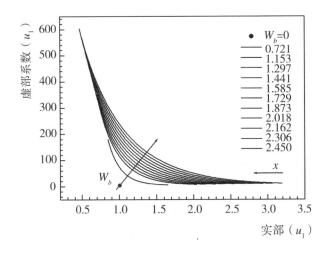

图 7-7　计算得到的不同血液灌注率下 $u_1(x)$ 曲线

根据计算得到不同血液灌注率下函数 $u_2(x)$ 的曲线，$u_2(x)$ 为实函数（图 7-8）。横坐标为舌尖到舌根的距离，范围从 0 到 0.1025 m。同样地，当 $W_b = 0$ 时，$u_2(x)$ 为常数，在图中为一条平行于 x 轴的直线，即不随 x 变化。当 $W_b \neq 0$ 时，$u_2(x)$ 随 x 的增大而单调递减，变化梯度越来越大，并且血液灌注率越高，u_2 值沿舌尖到舌根变化幅度越大。

函数 $u_1(x)$、$u_2(x)$ 与 C_1、C_2 的关系相同，u_1 虚部系数的绝对值与 u_2 相等，但是符号相反。

这样，由式（7-38）即可计算出 θ 值，并可以由 $T = \theta + T_f$ 得到舌体内温度场的变化规律。

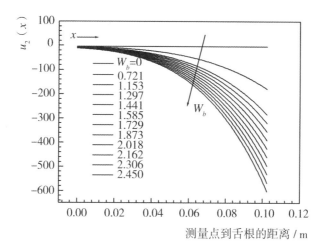

图 7-8　计算得到的不同血液灌注率下 $u_2(x)$　曲线

四、计算结果及讨论

将根据计算得到的舌体一维温度场与由热像仪及热电偶测得的实际温度进行比较，结果如下（图 7-9）。其中，计算值为一簇由舌尖到舌根渐升的曲线。当 $x=0$ 时，给定的是绝热边界条件，曲线的斜率为 0；当 $x=0.102\,5\,\text{m}$ 时，给定的是定温边界条件，各条曲线交汇于一点。当 $W_b=0$，即内热源为 0 时，温度曲线为图中最下面一条。由结果可知，无内热源时，楔形体内部温度分布的曲线呈凹形，即温度梯度由舌尖到舌根递增。当血液灌注率增大时，整个舌体的温度随之升高。原因在于血液灌注率包含在源项中，它的大小直接反映内热源的大小。一方面，血液灌注率大，表明血液流量增大，输运到组织的热量增多；另一方面，血液灌注率大，说明血液携氧量大，可以促进组织代谢，提高代谢率。当血液灌注率升高到一定程度时，曲线出现拐点，拐点前段是凹曲线，后段是凸曲线，这说明内热源对温度场的贡献逐渐增大。当 W_b 继续增大时，呈现舌中部温度明显高于舌根部，这与实验结果不符，原因在于舌体的温度场除了受血液灌注率等参数影响外，还受较为复杂的生理调节机制影响[5]。由于一些因素无法在模型中反映，因此上述规律仅在 W_b 的一段范围内适用。

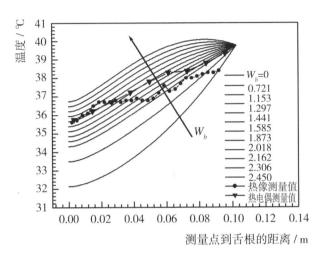

图 7-9　不同血液灌注率下舌体内温度场与正常状态下实验测量值的比较

代入计算的血液灌注率值比实验中测得的值小。原因在于计算中血液灌注率代表了源项，它与导热传递的热量一起构成能量积聚项，而与之相抵的只有舌表面与环境的对流散热项。在这种情况下，没有考虑组织中静脉血液流动带走的热量，以及舌面津液蒸发、吞咽唾液所流失的热量（因为这几项难以定量描述），只有降低能量积聚项即降低血液灌注率值，才能达到能量平衡。

由计算值和热像测量值的比较（图 7-9）可知，虽然两者趋势相近，但是热像测量值在整个舌长范围内的变化幅度很小，而计算值的变化幅度很大。舌根处实验值低于计算值，原因在于 2 个方面。一方面热像摄取的是舌面温度，而计算中给定的舌根温度是由热电偶测得的组织温度，组织温度高于相同位置的舌面温度；另一方面，在建模过程中对实际舌体形状及边界条件作了一定的简化处理。

热电偶测量点位于舌中线上 1/2 舌厚处。由于舌尖端及舌根部都较难布置测量点，因此热电偶测量的长度小于猪的实际长度。通过比较计算值与热电偶测量值，发现两者的趋势接近，这表明所建模型对猪舌适用。

第三节　基于人舌数据对模型进行验算

将人舌的有关数据代入模型进行验算，可以就模型对人的适用性进行讨论。前面所作的各项假设依然成立。根据图 7-6 给定的各几何参数和物性参数进行验算，其中各物性参数取经典值。

求解过程中各几何参数及物性参数取值如下：

$a_1 = 0.04$ m　　　　$a_2 = 0.01$ m

$a_0 = 0.02$ m　　　　$b = 0.09$ m

$\rho = 1\,060$ kg/m^3　　　$C_b = 4.187$ kJ/(kg · ℃)

$k = 0.7$ W/(m · ℃)　$h = 3$ W/(m^2 · ℃)

$t_{root} = 36.5$℃　　　　$t_f = 30$℃

$t_a = 36$℃　　　　　$t_a = 35.8$℃

代入数据后验算可知，由于几何参数的变化以及舌根组织温度的降低，与猪舌模型相比，人舌模型的 C_1、C_2 值在数量级上变化较大（表7-6）。

表 7-6　人舌不同血液灌注率对应的 C_1、C_2 值

$W_b/(\text{kg} \cdot \text{m}^{-3} \cdot \text{s}^{-1})$	C_1	C_2
0	0.030 9+162.31 i	−162.31
0.360	0.049 3+259.06 i	−259.06
0.721	0.067 7+355.81 i	−355.81
1.081	0.086 1+452.57 i	−452.57
1.441	0.104 5+549.32 i	−549.32
1.585	0.111 9+588.02 i	−588.02

(续表)

$W_b/(\text{kg} \cdot \text{m}^{-3} \cdot \text{s}^{-1})$	C_1	C_2
1.729	0.119 3+626.72 i	−626.72
1.873	0.126 6+665.42 i	−665.42
2.018	0.134 0+704.12 i	−704.12
2.162	0.141 4+742.82 i	−742.82
2.306	0.148 7+781.53 i	−781.53
2.450	0.156 1+820.23 i	−820.23

注：C_1=实部+虚部，"i"表示虚部。

基于这些参数，可计算得到不同血液灌注率下函数 $u_1(x)$、$u_2(x)$ 的曲线（图 7-10、图 7-11）。由图可知，这两个函数的变化规律与猪舌的 $u_1(x)$、$u_2(x)$ 一致，只是在数量级上有很大的差异，这源于几何参数和舌根温度的变化。

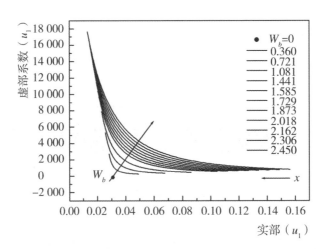

图 7-10　人舌不同血液灌注率下函数 $u_1(x)$ 曲线

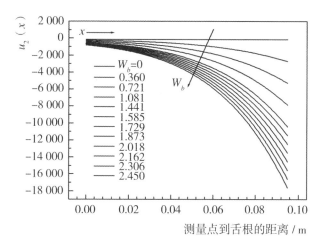

图 7-11　人舌不同血液灌注率下函数 $u_2(x)$ 曲线

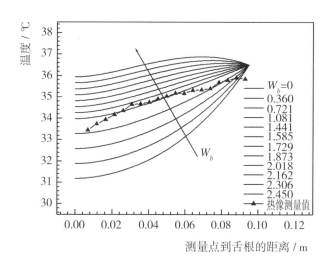

图 7-12　不同血液灌注率下人舌一维温度场与人舌热像比较

注：人舌热像的数据取自曾做过的一组健康人红外热像图谱。

人舌与猪舌温度场变化规律相同，但是人舌温度变化平缓，这时由于人的基础体温低于猪，与环境之间的温差小。模型计算得到的温度场与热像测量值趋势相近，血液灌注率 $W_b > 2$ kg/($m^3 \cdot s$) 时，两者趋势更接近。一方面，计算温度是针对组织的，而热像测得的是舌表面的温度，在测量中由于散热，整体舌温会有所下降，其中舌尖温度降低更为明显；另一方面，所建模型对实际生物体作了一定的简化处理，有一些复杂因素没有考虑。

本研究所建的模型对于猪舌及人舌温度场的计算取得了预期的结果。这说明该模型具有一定的实用价值，对舌体温度场的进一步研究有一定的借鉴意义。此外，该模型还适用于一般工程材料有内热源的楔形肋，经过简化也适用于一般梯形肋的传热计算。

第四节　舌面湿度等因素对模拟计算的影响

一、舌面湿度测量

生物体的湿度含量因不同的生理状态而异。例如，舌体的湿润程度受年龄、精神刺激、饮食、病理状态等多种因素的影响。目前，常用的湿度传感器主要用于检测大气环境或者颗粒物料的相对湿度（RH），这些被检测对象的含湿量均低于100%，RH 范围在10% ~ 70%[6]。这些湿度传感器通常针对这一范围而进行设计。然而，对生物体而言，除皮肤外，其他部分的含湿量一般超过96%RH。如果直接采用湿度传感器测量，那么在接触舌体极短的时间内湿度值就会超过饱和值。对于舌体而言，其基础含湿量通常为100%RH，包括"干"舌。当被测对象的湿度高于100%RH 时，采用普通测量水分的仪器无法测定生物体的含湿量。

为了量化表示舌面的湿度状态，作者提出采用测量生物体表面"质传递速率"的方法来检测生物体表面的含湿量。这种方法的原理是在固定的时间段内测量舌津液与某种吸湿介质间传递的湿分，从而计算出其湿度变化速率。为此，专门研发了一种名为"过饱和湿度检测仪"的仪器，该仪器可以快速、便捷地检测超出饱和湿度（99%RH）的相对含湿量[7]。

（一）检测原理

湿度传感器的检测元件由梳形的正负电极构成，两个电极通过湿分介质导通。介质的含湿量与电极导通的电阻率呈线性关系，经过事先标定，通过检测电阻率可以确定湿分介质的含湿量。

为了检测生物体表面超出饱和湿度部分的含湿量，在传感器梳形电极的表面覆盖一层多孔介质过滤膜。膜的含湿量必须符合"绝干"的参数范围。检测时，从干燥箱中取出过滤膜敷在梳形电极的表面，精确控制过滤膜与舌面的接触时间，一旦达到设定的检测时间梳形电极将自动断电，此时保留的数据便是即时含湿量。通过检测单位时间内水分传输的速率，可以计算出过滤膜的相对含湿量，多孔介质膜的传质速率与含湿量之间的关系需经过严格标定。该仪器可适用于任何生物组织含湿量的检测。在相同的环境湿度、温度和舌面温度下，渗透速率与舌体湿度成正比，即传感器过滤膜侧水分子压力变化率与渗透速率成正比。

该方法测定的舌面湿度是一个相对值，而非绝对值，这是因为检测的基体超出 $99\%RH$ 的含湿量。在计算舌面对流换热量和数值模拟人舌温度场时，需要知道口腔内空气的相对湿度。口腔内的相对湿度与舌面湿润程度（舌面参考湿度）密切相关。舌面湿度越大，口腔内湿度也越大。

生物体表面的湿分传递速度相对较小，因此传递通量主要由扩散质量通量引起。对于由 A 和 B 组成的混合物，在忽略主体流动时，根据费克第一定律（Fick's fist law），由组分 A 的浓度梯度所引起的扩散通量可表示为：

$$j_A = -D_{AB} \frac{d\rho_A}{dz} \tag{7-41}$$

式中，j_A 为组分 A 的扩散质量通量，即单位时间内，组分 A 通过与扩散方向相垂直的单位面积的质量数，$kg/(m^2 \cdot s)$；ρ_A 为组分 A 的质量浓度，kg/m^3；z 为扩散方向上的距离，m；D_{AB} 为组分 A 在组分 B 中的扩散系数，m^2/s，与系统的温度、压力以及物体的性质有关。

由式（7-41）可知，质量传递通量与质量浓度梯度成正比。由于测量时的距离是固定的，因此传递通量也与质量浓度差成正比。在相同的环境湿度下，测量开始时传感器侧的质量浓度相同，所以传递通量的大小取决于生物体的水分含量，湿分含量越大，质量浓度差越大。由于传感器侧水分子质量浓度远小于生物体水分子质量浓度，因此只要测出传感器侧的湿度变化量即可反映生物体表面的湿含量。

（二）阻力模型与渗透速率

前已述及，直接用湿度传感器去测量生物体湿度时，在极短的时间内湿度会达到饱和，即使在高湿环境下性能良好的传感器也会因超过量程而无法显示。为了解决这个问题，在湿度传感器表面覆加一层过滤膜，以延缓传递的速率。

这种复合膜结构由聚砜非对称底膜和硅橡胶涂层构成（图7-13）。底膜包括致密的表皮层和多孔支撑层。多孔支撑层为海绵状结构，以保证膜的耐压性能。硅橡胶涂层可以填补皮层上的少量缺陷孔。

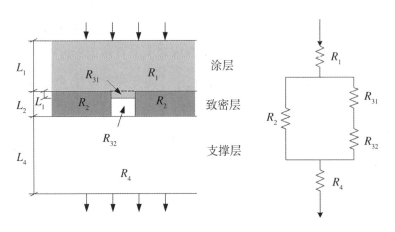

图7-13　水分子通过复合膜渗透的阻力模型

水分子通过该膜的传质阻力分布可转化为类似电路的串联阻力模型。水分子渗透的总阻力为：

$$R = R_1 + \cfrac{1}{\cfrac{1}{R_2} + \cfrac{1}{R_{31} + R_{32}}} + R_4 \tag{7-42}$$

水分子通过膜多孔部分的渗透速率为：

$$J_m = (am + bm^2) \cdot \frac{T}{T_0 \times 76} \cdot \frac{\varepsilon}{L} \tag{7-43}$$

式中，第一项为克努森流动的贡献，第二项为黏性流动的贡献。其中，$T_0 = 273$ K，参数 a 和 b 为：

$$a = \frac{4}{3} \cdot \frac{\delta}{k_1} \cdot \frac{1}{q^2} \cdot \sqrt{\frac{8RT}{\pi M}} \tag{7-44}$$

$$b = \frac{1}{q^2} \cdot \frac{1}{k} \cdot \frac{1}{\eta} \cdot p \tag{7-45}$$

式中，m 为平均孔径，T 为操作温度，ε 为孔隙率，L 为膜厚度，q 为弯曲率因子，R 为气体渗透阻力，M 为分子量，η 为黏度，Δp 为膜孔两侧压力差，$\frac{\delta}{k_1}$ 和 k 为膜孔形状参数，其中：$\frac{\delta}{k_1} = 0.8$，$k = 2.5$。

因此，水分子通过聚砜非对称膜致密皮层有孔和多孔支撑层部分传质阻力可以表达为：

$$R_{32} = \frac{L_2 - L'_1}{(am' + bm'^2) \cdot A \cdot \dfrac{T}{T_0 \times 76} \cdot \varepsilon'} \tag{7-46}$$

$$R_4 = \frac{L_4}{(am + bm^2) \cdot A \cdot \dfrac{T}{T_0 \times 76} \cdot \varepsilon} \tag{7-47}$$

L_4 和 ε 分别为支撑层厚度和孔隙率，m 和 m' 分别为支撑层和皮层缺陷孔平均孔径。选用多孔膜涂层厚度为 0.50 μm，致密层厚度为 0.05 μm，平均孔径为 20.00 nm，孔隙率为 1.0×10^{-6}。

水分子渗透速率 J 是渗透量 Q 与膜两侧压差 Δp 的比值，与总阻力成反比，即：

$$J = \frac{Q}{A\Delta p} = \frac{1}{RA} \tag{7-48}$$

用相对湿度与对应温度下饱和水蒸气压力的乘积表示渗透速率。此时

各层阻力可表示为:

$$R_1 = \frac{L_1}{P_1(p_{TN} \cdot H_T) \cdot A} \qquad (7-49)$$

$$R_2 = \frac{L_2}{P_2(p_{TN} \cdot H_T) \cdot A(1-\varepsilon')} \qquad (7-50)$$

$$R_{31} = \frac{L'_1}{P_1(p_{TN} \cdot H_T) \cdot A \cdot \varepsilon'} \qquad (7-51)$$

式中,p_{TN} 为生物体表面温度下饱和水蒸气压力,H_T 为生物体表面相对湿度,p_{SN} 为传感器侧温度下饱和水蒸气压力,H_S 为传感器侧湿度。

鉴于水分子渗透速率是水分子压力差的函数,采用计算传感器侧水分子压力变化率的方法来检测舌体的湿润程度,用舌体水分子含量来表示其湿度。

(三) 湿度传感器

通过实验比较与测试,采用具有 I²C 总线接口的单片全校准数字式相对湿度和温度传感器 SHT11。

数字式相对湿度和温度传感器 SHT11 将相对湿度、温度传感器、信号放大调理、A/D 转换、总线接口集成于同一个芯片上面。SHT11 的测量原理是:首先利用两只传感器分别产生相对湿度、温度的信号,然后对这些信号进行放大,分别送至 A/D 转换器进行模/数转换、校准和纠错,最后通过二线串行接口将相对湿度及温度的数据送至微控制器。

SHT11 是一种采用电容式结构的温湿度传感器。它利用"微型结构"检测电极系统与聚合物覆盖层来组成传感器芯片的电容,并将温度传感器与湿度传感器结合在一起,从而避免了因温度梯度变化引起的误差。湿度量程范围为 $0\%RH \sim 100\%RH$,工作温度为 $-40 \sim 120℃$,重复性为 $\pm0.1\%RH$,分辨率为 $0.03\%RH$,最高精度为 $\pm2\%RH$。测量温度的范围为 $-40.0 \sim 123.8℃$,分辨率为 $0.01℃$。SHT11 温湿度传感器采用 SMD 表面贴片封装形式,对人体无任何毒害。其体积微小(7.62 mm $\times 5.08$ mm $\times 2.50$ mm)

可以完全浸到水中，很适合放在舌体上进行测量，且测出的温度值能对湿度进行补偿。

（四）测量方法及结果标定

在使用时，将带有介质膜的传感器轻触舌面，约 2 s 后仪器会自动切断电源，可以直接从 LCD 屏上读取舌体湿度、舌面温度、环境湿度和环境温度等数据。测量仪的标定方法为：传感器侧水分子压力变化率为 0 Pa/s 时，舌体湿度为 0；传感器侧水分子压力变化率为 2 000 Pa/s 时，舌体湿度为 100，间隔为 1 s。

在一个 3 m² 的封闭空间对仪器的可重复性和抗环境因素等性能进行试验。环境湿度使用空气加湿器调节，环境温度使用电加热器调节。

为了检验仪器对不同健康状况人群舌体温度的分辨率，对发烧患者和健康人体进行测量。受检体均为男性，年龄在 24~27 岁，环境湿度为 30%RH，温度为 17.2℃。实验证明，仪器可以明显地区分出舌体的"干、湿"情况（图 7-14），且发烧患者舌体的温度明显低于健康人舌（表 7-7）。

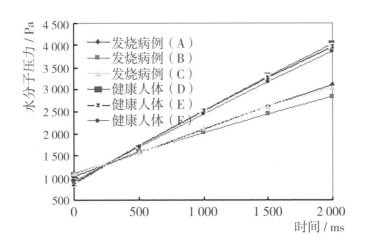

图 7-14　发烧病例与健康人体测量对比

表 7-7　发烧与健康人舌体湿度试验结果

组　别	A	B	C	D	E	F
RH/%	51	44	50	79	78	74

（五）过饱和湿度测量仪用于中医临床的验证

为分析舌体湿度与舌干湿状态、病证，以及舌色之间的关系，选取 61 例冠心病患者作为测量对象。

表 7-8　61 例冠心病患者舌体湿度分布情况

RH/%	0~29	30~39	40~49	50~59	60~69	70~79	80~89	90~100
病患数	1	3	2	3	18	20	13	1
百分比/%	1.6	4.9	3.3	4.9	29.5	32.8	21.3	1.6

结果表明，在 61 例冠心病患者中，有 52 例（占 85.2%）患者的 *RH* > 60%（表 7-8），这一结果与冠心病舌象的特征基本相符，表明舌体湿分含量测量仪可以比较明显地区分出舌体的主要润燥状态。

为了能够根据测定的舌面参考湿度（x）确定口腔内的相对湿度（a），通过试验确定了两者之间的关系。实验分别测量了若干健康人的舌面参考湿度和口腔内空气的相对湿度，对比两组数据发现，a 和 b 近似为线性关系，即 $a = bx$，通过线性回归得到的系数 b 约为 1.5，即 $a = 1.5x$。

通过过饱和湿度检测仪测量舌面湿度，并应用公式 $a = 0.75x$ 来确定口腔内的相对湿度，即可以将表示舌面干湿润燥程度的参数直接与舌面蒸发换热量或是舌体温度场数值模拟关联起来，从而有助于分析舌面湿润状态对换热或舌体温度场的影响。

二、参数变化对模拟计算的影响

（一）舌面相对湿度

舌面的相对湿度与唾液的蒸发量密切相关，唾液的多少直接影响到舌体三维温度场计算。此外，舌表面的湿润情况也与证候相关联。因此，检测舌面相对湿度对于生物传热计算和舌诊定量化研究具有重要意义。

实验选取 200 余例健康人及血瘀证、血虚证患者作为测量对象，使用舌体湿分含量测量仪测量舌体湿度，从中分析健康人及两证患者舌体湿度与温度场计算之间的关系，并且量化研究了舌面干湿润燥与生物传热特性之间的关系。

对舌面参考湿度分别为 45%、50%、55% 时的舌面温度分布进行数值计算得知，舌体含湿量的大小对舌面温度（值）、舌面温度的分布有显著影响。与正常组相比，血虚证组的湿度相对较低，血瘀证组的湿度相对较高。舌面湿度的变化会导致舌面温差明显改变（湿度为 45% 时，舌面温差约为 2.5℃；湿度为 50% 时，温差约为 2.0℃；湿度为 55% 时，温差约为 1.5℃）。

舌面相对湿度的变化会影响口腔内空气的湿度，从而影响舌面蒸发速率和蒸发换热量，进而影响舌面温度。一方面，蒸发换热量的改变会引起舌体温度的变化，且舌尖区域温度变化大于舌根区域。另一方面，蒸发换热量的改变会引起舌体组织温度的变化，而这种变化又将改变血液与组织之间的温差，进而影响血液换热对舌面温度分布的变化。

（二）代谢热变化

代谢热是生物体内进行多种生化反应的综合体现，代谢热的改变可以反映出人或动物体内多种生理指标的变化。一般情况下，Q_{met} 相对正常值的下限为 2441 W/m³。代谢热均匀施加于舌体，其值的增加也将导致舌面温度的均匀变化。然而，由于舌体的代谢热和血液换热在舌体内部是非均匀的，因此舌体代谢热增加时，舌体温度升高，血液与舌体组织之间的温差变小，换热量变小，由血液换热对舌体的温度分布的影响变小，而代谢热对舌体温度分布的影响变大。具体表现为血管周围组织的温度变小，而舌中温度变大。

为了突出显示不同代谢热对舌体温度的影响，给出了代谢热分别为 0、高于正常值 2 倍、高于正常值 10 倍（其他参数输入相对正常值）时舌体温度分布的计算结果（图 7-15）。由图可知，较高的代谢热不但使生物体整体温度上升，还会使温度场发生很大变化，主要表现在舌内较大血管所在区域。由于沿舌尖方向血管较细，舌体组织较薄，舌表面散热强，能量积聚相对较少，因此舌根至舌尖温度自然降低。如果因为生理或病理的异常造成组织代谢热增加，舌尖温度将出现显著变化。这表明，舌体代谢热的变化可以导致血瘀证、血虚证舌面温度分布产生差异，而这种差异反过来又可以佐证血瘀证、血虚证的临床特征可以通过舌体代谢热体现。

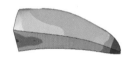
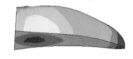
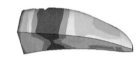

33.74　35.04　36.33　37.63　38.93　　　35.59　36.53　37.47　38.41　39.35　　　37.69　39.25　40.82　42.38　43.94
　34.39　35.68　36.98　38.28　39.58　　36.06　37.00　37.94　38.88　39.83　　38.47　40.03　41.60　43.16　44.72

（a）$Q_m = 0$ W/m³　　　　　（b）$Q_m = 4\,882$ W/m³　　　　（c）$Q_m = 24\,410$ W/m³

图 7-15　不同代谢热下舌体温度分布

（三）舌体组织导热系数变化

其他参数输入相对正常值，舌体导热系数分别取值为 $k = 0.4$ W/（m·℃）、0.68 W/（m·℃）、0.9 W/（m·℃），并据此得出计算结果（图 7-16）。若将导热系数视为生物组织和毛细血管中的血液共同作用所传递的能量，那么该导热系数的大小可反映为毛细血管的扩张程度。在舌体中毛细血管的扩张度是形成特定舌质或舌色的一个重要内因。从图中可以看出，随着导热系数的增加，舌面温度均有所升高，但是舌体温度梯度的分布变化相对较小，呈现出从舌尖至舌根温度平缓上移的趋势。这表明，随着导热系数的增大，舌面温度场的温差增大。

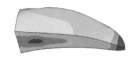 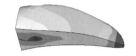 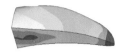

33.44　34.85　36.26　37.66　39.07　　34.66　35.75　36.84　37.94　39.03　　35.09　36.07　37.04　38.02　39.00
　34.15　35.55　36.96　38.37　39.77　　35.21　36.30　37.39　38.48　39.58　　35.58　36.55　37.53　38.51　39.48

（a）$k=0.4$ W/(m·℃)　（b）$k=0.68$ W/(m·℃)　（c）$k=0.9$ W/(m·℃)

图 7-16　不同导热系数下的舌体温度分布

（四）舌表面传热系数与环境温度的变化

使用红外热像仪摄取舌体的热像图时，舌体伸出口腔虽然非常短暂，但仍会与环境发生对流、辐射和水分蒸发等传热，舌表面的传热系数是综合考虑该过程的等效值。唾液的蒸发是舌面湿度迁移的结果，而舌面的干湿润燥程度是中医舌诊临床观察中的一个重要内容，因此需要分析舌面传热系数与环境温度对舌体温度场的影响。其他参数输入相对正常值，表面传热系数取值为 5 W/(m²·℃) 和 10 W/(m²·℃) 时，计算得出的舌体温度分布（图 7-17）。

由图可知，表面换热系数增大时，舌体温度明显降低，舌尖处温度降低最为明显。当表面换热系数为 5 W/(m²·℃)，舌根和舌中位置的温度降低了约 0.75℃，舌尖的最低温度降低了约 1.80℃。值得注意的是，表面换热系数增大时，舌体的最高温度几乎不变，这是由于生物体器官的最高温度受较大动脉血管的温度影响。

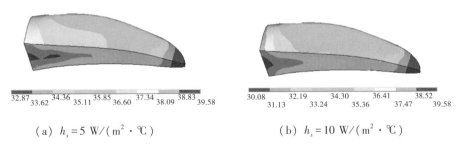

32.87　　34.36　　35.85　　37.34　　38.83　　　30.08　　32.19　　34.30　　36.41　　38.52
　33.62　　35.11　　36.60　　38.09　　39.58　　　31.13　　33.24　　35.36　　37.47　　39.58

（a）$h_s=5$ W/(m²·℃)　　　　（b）$h_s=10$ W/(m²·℃)

图 7-17　不同表面传热系数下的舌体温度分布

在环境温度 $T_f = 20℃$ 和 $T_f = 30℃$ 时，模拟计算出了舌体温度分布（图 7-18）。从图中可以看出，环境温度是影响舌面温度分布的重要因素。环境温度降低时，舌面与环境的温差增大，换热增强，舌面温度降低；环境温度升高时，舌面与环境的对流换热减弱，导致舌面热量的损失也相对减小，舌面温度升高。当环境温度变化 5℃ 时，舌面温度变化约 0.5℃。

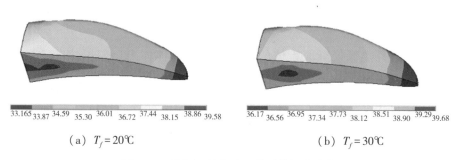

（a）$T_f = 20℃$　　　　　　　（b）$T_f = 30℃$

图 7-18　不同环境温度下的舌体温度分布

上述影响因素是输入参数对模拟生成的温度场的影响。在数值计算方面，血管的位置与尺度对模拟舌体温度分布的影响最大。

当其他参数保持不变时，相对粗的舌根部血管的位置对舌面温度场的影响较大。例如，当舌根血管由正常位置（舌中）向左偏移时，舌面的高温区域也随之向左，出现类似于大多血瘀证患者的舌温度分布；当舌根血管位置向右侧偏移时，舌面的高温区域也随之向右，出现类似于大多血虚证患者舌的温度分布，同时舌面的最高温度值变小。

除了血管位置外，血管尺度对温度的影响也不容忽略。血管尺度的改变将使血管簇中所有管段的直径发生变化，从而影响血液与组织的热交换面积以及血液与管壁之间的努塞尔特（Nu）数。其中，Nu 数的变化幅度不大；热交换面积导致的血液与组织间换热量的改变占主导地位；血管壁换热面积与血管半径的平方成正比，即随着半径的基值增大，半径变化相同数值时，换热面积随之增大，舌面温度的变化幅度也越大。

(五) 舌体内血液流速的影响

血管内血液流速对舌面温度及温度分布有一定影响。具体来讲，较高的流速会导致整体舌面温度略微升高，反之略微降低。血液流速的变化导致的舌面温度变化幅度<0.1℃，并且舌面整体温度变化比较均匀。对舌体血液流速分别为 55 mm/s、60 mm/s、65 mm/s 进行计算的结果表明，不同流速下舌面温度沿舌宽和舌长方向的变化趋势不变，仅温度略有变化。当血液流速变大时，血液与血管壁之间的 Nu 数变大，血液与组织间的换热增强。单位时间内，各血管末端血液流量增加，血管末端热流也随之增加，从而导致整个舌体的温度增加。

参考文献

[1] 杨世铭,陶文铨. 传热学[M].3 版. 北京:高等教育出版社,1998,40:66-80.

[2] CHATO J C. Heat transfer to blood vessels[J]. ASME journal of biomechanical engineering, 1980, 102(2):110-118.

[3] RAI K N, RAI S K. Heat transfer inside the tissues with a supplying vessel for the case when metabolic heat generation and blood perfusion are temperature dependent [J]. Heat and mass transfer, 1999, 35(4): 345-350.

[4] 叶显驰.线性代数与常微分方程[M].杭州:浙江大学出版社,1989:226-229.

[5] 诸凯,邹瑾,李艳,等.动物舌温与血液灌注率的关系特性研究[J].生物物理学报,2002, 18(4): 1-4.

[6] 单成祥.传感器的理论与设计基础及其应用[M].北京:国防工业出版社,1999.

[7] 康英鹏.舌体湿分含量仪的研究与设计[D].天津:天津大学,2006.

第八章 舌体三维传热
模型的建立与解析解

研究表明，中医舌诊所注重的"舌色（或舌质）"与舌体表面的温度场密切相关，而舌体温度场是舌内部组织结构和热特性的客观反映。因此，研究舌体三维温度场的无损重构方法及数值计算，可以通过分析舌体温度的分布状况及相关检测数据，来揭示各种舌质的形成机理。

在生物传热研究中，舌体温度场的建立经历了从简单到复杂，从解析解到数值解的过程。在初期的研究中，根据舌体和肋片结构在形状和散热功能的相似性，获得了舌体一维温度分布。然而，由于血管结构的复杂性，在舌体温度场研究中建立耦合血液流动的组织温度场仍有较大难度。拟依据猪舌血管铸型构建舌体物理模型，并将血液流动对换热的影响等效为血液换热系数，以此简化计算并实现三维舌体温度场的初步尝试。

第一节 猪舌体三维温度场的构建

一、条件假设

为建立舌体数学模型，需作如下假设。

1. 由血管铸型结构及舌面红外热像可知，舌体温度分布沿舌中线基本对称，因此取半舌体计算。

2. 将血管壁与舌肌纤维组织看作一体，即忽略血管壁的厚度。

3. 舌体组织均匀分布，取物性参数为常数。

4. 静脉及微小动脉与组织温度相等，在物理模型中与组织视为一体。

5. 舌体内各处血液灌注率相等，由血液灌流传输的热量，通过等效换热系数施加到血管壁上。

6. 进入舌根截面的血流量与实验测得的舌动脉血流量相等，即忽略血液进入舌体前的损失。

7. 代谢热均匀分布在整个舌内中。

（一）数学模型

选取经典的 Pennes 生物传热方程作为计算的基准方程。

$$\rho_t C_t \frac{\partial T}{\partial \tau} = \nabla \cdot k_t \nabla T + W_b C_b (T_a - T) + Q_{met} \tag{8-1}$$

式中，ρ_t、C_t、K_t 分别是组织密度、比热和导热系数，Q_{met} 为代谢热，W_b、C_b、T_a 分别是血液灌注率、血液比热和动脉血温度。右边第二项表示血液灌流传输的热量，该热量通过等效换热系数施加到血管壁上，因此式（8-1）转化为：

$$\rho_t C_t \frac{\partial T}{\partial \tau} = \frac{\partial}{\partial x}\left(k_x \frac{\partial T}{\partial x}\right) + \frac{\partial}{\partial y}\left(k_y \frac{\partial T}{\partial y}\right) + \frac{\partial}{\partial z}\left(k_z \frac{\partial T}{\partial z}\right) + Q_{met} \tag{8-2}$$

根据假设 3，式（8-2）转化为：

$$k_t \left(\frac{\partial^2 T}{\partial z^2} + \frac{\partial^2 T}{\partial y^2} + \frac{\partial^2 T}{\partial z^2}\right) + Q_{met} = 0 \tag{8-3}$$

k_t 为组织导热系数，取 0.68 W/（m·℃）（详见第 5 章）。

（二）边界条件

1. 由于舌体温度沿舌中断面对称分布，故舌中断面按绝热边界条件给出。

$$q_{middle} = 0 \tag{8-4}$$

2. 舌根处按第一类边界条件处理，其温度值为原有二维计算的结果[1]。

$$T_{root}|_i = const, i \text{ 为节点编号} \tag{8-5}$$

3. 舌伸出的瞬间与周围环境进行换热，主要是自然对流、辐射以及舌津液蒸发等换热。将这些均折合成对流换热的形式，因此舌表面施加第三类边界条件。

$$-k_t\frac{\partial T}{\partial n}\bigg|_s = h_s(T_s - T_f) \tag{8-6}$$

4. 将血管壁作为组织的内边界，血液灌流传输的热量通过等效换热系数施加到血管壁上，因此血管壁施加第三类边界条件。

$$-k_t\frac{\partial T}{\partial r}\bigg|_w = h_e(T_a - T_w) \tag{8-7}$$

h_e 为等效对流换热系数，T_a 为对应直径血管的动脉血温度，这两个参数的具体求解将在下节给出。

二、血液等效换热系数（h_e）

在离散血管结构生物传热计算中，难点之一在于如何确定血管壁边界条件。目前，血管中血液流动对流换热系数研究的文献尚不多见。考虑到血管属于粗糙管，其管径和走向都在变化，直接根据经典实验关联式计算血液对流换热系数显然不够恰当。虽然已有一些学者发展了关于特定条件下微尺度对流换热系数的实验关联式，但这些方法对于血液流动下的适用性还有待验证。文献[2]基于实验测得的动脉血流量数据，首先计算了单位体积血管中血液的质量流量，然后依据同一根血管中的能量平衡，得到了各直径级血管的对流换热系数。实验将从经典的 Pennes 生物传热方程出发，推出各直径级动脉血管中血液流动的等效换热系数。

首先，作出以下假设。

1. 血管内血液流动稳定，忽略血液脉动的影响。

2. 血液温度为其截面平均温度。

3. 沿血管周围温度分布均匀。

4. 血管周围组织温度沿血管长度方向线性变化，即：

$$\frac{\partial T}{\partial x} = const，因此有\frac{\partial^2 T}{\partial x^2} = 0。$$

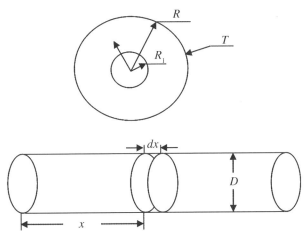

图 8-1 血液与组织间的热交换模型

根据图8-1所示的方法处理血管周围组织的传热。假定在某一半径 r 处，由于体内进行着某种未加说明的生理过程，温度保持 T_0 不变，则根据 Pennes 方程：

$$k_t \left(\frac{d^2 T}{dr^2} + \frac{1}{r} \frac{dT}{dr} \right) - W_b C_b (T - T_a) + Q_{met} = 0, R_1 \leqslant r \leqslant R_2 \quad (8-8)$$

式中，k_t 为组织导热系数；第二项为血流项，T_a 为动脉血温度；Q_{met} 为代谢热，计算时将其直接加到整个舌体上，因此上式可变为：

$$k_t \left(\frac{d^2 T}{dr^2} + \frac{1}{r} \frac{dT}{dr} \right) - W_b C_b (T - T_a) = 0 \quad (8-9)$$

令 $\theta = T - T_a$，$P_f = \sqrt{\dfrac{W_b C_b}{k_t}}$，将方程转化为标准形式：

$$\frac{d^2\theta}{dr^2}+\frac{1}{r}\frac{d\theta}{dr}-P_f^2\theta=0 \tag{8-10}$$

方程（8-10）为齐次零阶 Bessel 方程，其解的形式为：

$$\theta=C_1I_0(P_fr)+C_2K_0(P_fr) \tag{8-11}$$

根据边界条件确定 C_1，C_2。边界条件为：

当 $r=R_1$ 时，$k_t\left.\dfrac{\partial\theta}{\partial r}\right|_{r=R_1}=h_b\theta$ $\qquad\qquad$ (8-12)

当 $r=R_2$ 时，$\theta=\theta_0$ $\qquad\qquad\qquad\qquad\qquad\qquad$ (8-13)

其中，$\theta_0=T-T_0$。

解得 C_1，C_2 为：

$$C_1=\frac{B(T_0-T_a)}{BI_0(P_fR_2)+AK_0(P_FR_2)}, C_2=\frac{A(T_0-T_a)}{BI_0(P_fR_2)+AK_0(P_FR_2)} \tag{8-14}$$

其中，$A=I_1(P_fR_1)-\dfrac{Nu_D}{2R_1P_f}I_0(P_fP_1),B=K_1(P_fR_1)+\dfrac{Nu_D}{2R_1P_f}K_0(P_fP_1)$

$$\tag{8-15}$$

血液与组织间的传热量可表示为：

$$-k_t\left.\frac{\partial T}{\partial r}\right|_{r=R_1}=h_e(T_a-T_0) \tag{8-16}$$

与（8-11）联立，可解得：

$$h_e=\frac{k_t}{BI_0(P_fR_2)+AK_0(P_fR_2)}\cdot\frac{Nu_D}{2P_fR_1^2} \tag{8-17}$$

其中，h_e 为所求得血液等效换热系数。A、B 与式（8-15）表述相同。Nu_D 表示以 $D=2R_1$ 为特征长度的局部努塞尔数。

关于如何确定血液对流换热的 Nu_D，有关学者进行了广泛的讨论。Victor 和 Shaw 采用非牛顿模型，从理论上推导出血液与血管壁间的对流换热。对于常壁温下的稳态流动，Victor 和 Shaw 认为可近似为[3]：

$$Nu_D=4+0.486\ln^2(Gz_x/18)\ (Gz_x>18\ 时) \tag{8-18}$$

$$Nu_D=4\ (Gz_x\leqslant18\ 时) \tag{8-19}$$

其中，$Gz_x = Re \cdot Pr \cdot D/x$，$x$ 为离进口处的轴向距离。作者认为，Victor 和 Shaw 推出的公式也适用于舌体血管的计算。

Chato 等对血管传热的研究表明，血管与组织的传热量取决于血管直径，大血管与周围组织的热交换很小，而且血液温度不受周围组织的影响，小动脉、小静脉几乎与组织达到完全的热平衡。血液的等效对流换热系数随血管直径的增大而减小，直径越小，血流换热越充分（表8-1）。

表8-1 各直径量级血管的等效换热系数

直径/μm	330	350	380	400	450	480
$h_e/(\mathrm{W} \cdot \mathrm{m}^{-2} \cdot ℃^{-1})$	1 464.0	1 380.6	1 271.0	1 208.0	1 073.8	1 006.7
直径/μm	500	520	550	570	600	630
$h_e/(\mathrm{W} \cdot \mathrm{m}^{-2} \cdot ℃^{-1})$	966.4	929.3	878.6	847.8	805.4	767.0
直径/μm	700	800	1 000	1 200	1 400	1 600
$h_e/(\mathrm{W} \cdot \mathrm{m}^{-2} \cdot ℃^{-1})$	690.0	604.0	483.2	402.7	345.0	302.0

三、动脉血液温度 T_a 的确定

由热电偶测得正常血流下猪舌动、静脉血液温度（表8-2）。

表8-2 猪舌动、静脉血液温度测量结果

类　别	No.1 猪	No.2 猪	No.3 猪	平均值
动脉血温度 $T_a/℃$	40.52	40.63	39.59	40.25
静脉血温度 $T_v/℃$	36.94	37.18	37.67	37.26

通过线性插值的方法得到各直径的动脉血温度（表8-3），具体处理方法为：将热电偶测得的猪舌动脉血温度视为最大直径动脉血的温度，将毛细血管内血液温度视为最小直径动脉血温度（流经毛细血管的血液与组织进行物质和能量交换后汇集到静脉血管，如果不考虑血液流入静脉

血管的沿程损失，那么静脉血的温度将等于毛细血管内血液的温度）。

表 8-3　各直径量级血管的血液温度

直径/μm	330	350	380	400	450	480
T_a/℃	37.26	37.31	37.38	37.42	37.54	37.61
直径/μm	500	520	550	570	600	630
T_a/℃	37.66	37.71	37.77	37.82	37.89	37.97
直径/μm	700	800	1 000	1 200	1 400	1 600
T_a/℃	38.13	38.36	38.83	39.3	39.75	40.25

四、猪舌体数字模型

本部分将不再叙述舌体数字模型的建构方法，而是完善了原有数字模型的不合理之处，主要解决以下两个问题。①依据实际的血管走向将舌血管最大管径定在舌根处，模型中血管从舌根断面进入。在原有模型中，由于血管铸型的处理问题，舌根入口段血管直径较小，舌中处增大，这与实际状态不符。②从生物流体力学角度来看，血管的分支构造满足一定的最优关系。Murray 定律认为主干和分支间管径满足如下原理，即 $d^3 = d_1^3 + d_2^3$ [4]。依据这一关系进一步优化血管模型，得到改进后的舌体模型（图 8-2）。

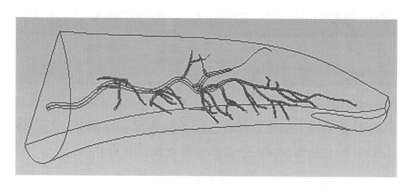

图 8-2　改进后的舌体模型

（一）网格划分

有限元分析的基础是单元。网格划分是将实体划分为等效节点和单元的过程。网格划分的优劣程度将直接影响计算结果的精度。本文需要划分的舌体形状极不规则，内部血管由舌体组织挖空得到。血管的直径很小，走向也很复杂，与一般规则形状相比，其划分的难度较大。此外，进行全舌网格划分时，单元数可能达到几百万，需要很大的计算机空间支持。为了减少计算机空间，加快网格的划分速度，在不影响计算结果的情况下，将舌体用平面剖分成不同的块体，对每一块分别进行划分。在剖分舌体时，相邻块体之间保留公共的界面，以保证网格划分后在公共界面处节点的连续性，具体操作如下。

1. 剖分舌体

将工作平面移到相应位置剖分舌体，把舌体分割成三块。剖分时，将主干血管分开，但不剖分分支血管。

2. 选择单元类型

选择二十节点六面体单元 solid 90 为单元类型。

3. 对每一部分进行网格划分

对每一部分均选取智能网格，采用主分网器进行自由网格划分。针对每部分血管密度不同，设定不同的尺寸控制。舌根和舌尖部分，由于血管相对较少，智能网格的分网级别设定为 8；舌中部分血管密度比较大，分网级别设定为 6。

4. 进行网格检查，改进网格质量

因为形状的不规则，划分时存在很多小角度的单元，其形状对分析会产生重要的影响，严重时，坏的单元形状可能导致计算非正常结束，因此需要进行网格形状检查，改进整体网格质量。

根据上述步骤，得到网格划分后的半舌体网格单元图（图 8-3）及大血管、小血管附近的网格分布（图 8-4）。

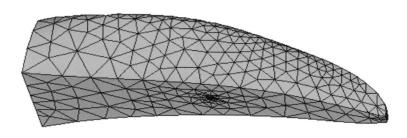

图 8-3　半舌体网格分布

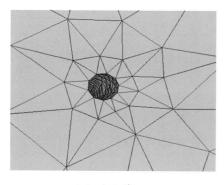

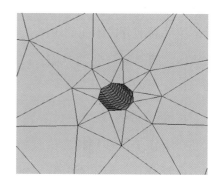

（a）大血管　　　　　　　　　　　　　　（b）小血管

图 8-4　血管附近网格分布

（二）定义物性及施加载荷

1. 定义基本参数

（1）选取分析类型为热分析。

（2）设定单位制为国际单位制 m/（kg·s）。

（3）设定舌体物性参数。

（4）选取分析类型为稳态。

2. 施加载荷

（1）舌根各节点处施加定温边界条件。

（2）舌中纵剖面处施加绝热边界条件。

（3）血管壁及舌外表面处施加对流边界条件。

（4）在整个舌体上施加均匀的代谢热 2 441 W/m³，其值取自文献[2]

计算结果。

五、猪舌体三维温度场计算结果

通过数值模拟得到的舌体三维温度分布（图 8-5）显示，全舌温度在 34.66~39.58℃ 变化，舌表面最高温度为 38.2℃，最低温度为 34.66℃。在舌宽方向上，从舌中向边缘温度降低的趋势不是很明显，远小于舌根至舌尖方向。从纵剖面温度（图 8-6）可以看出，大动脉血管附近有很明显的温度梯度，直径较小的动脉附近温度梯度较小，与组织几乎处于平衡状态。一方面，大动脉的温度较高，与组织的温差较大，因而温度梯度明显；另一方面，大动脉血流速度比较快，换热不充分，换热系数小于小动脉。在计算中，血管壁处施加第三类边界条件，这样血管壁处所能达到的温度总小于血液温度。给定的等效对流换热系数与血管直径成反比，即直径越小的血管其周围组织所能达到的温度越接近血液的温度。

从横剖面的温度分布（图 8-7）可以发现，整个截面的温差不大，为 2~3℃。这与文献[1]计算的剖面温差一致。与横剖面不同的是，纵剖面从舌根到舌尖温度梯度较大。从横剖面可知，随着离舌中距离的增加，温度逐渐降低。这是由于靠近舌边缘，舌体厚度减小，动脉血管分支变细，毛细血管丰富，与组织换热充分，温度明显降低。以上结果表明，截面的温度分布与血管分布密切相关。

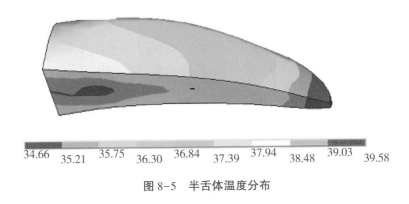

| 34.66 | 35.21 | 35.75 | 36.30 | 36.84 | 37.39 | 37.94 | 38.48 | 39.03 | 39.58 |

图 8-5　半舌体温度分布

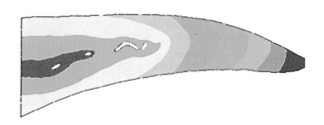

（a）5 mm

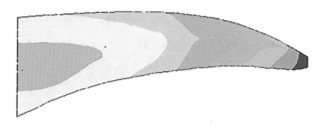

（b）10 mm

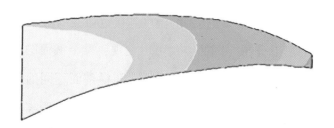

（c）15 mm

图 8-6　舌体纵剖面温度分布

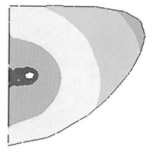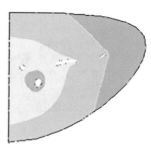

（a）65 mm　　　　　　（b）35 mm　　　　　　（c）10 mm

图 8-7　舌体横剖面温度分布

六、计算结果验证

为了验证数值模拟的准确性，选取不同位置进行切片，并取相应的点，将数值计算结果与猪舌实验测量值进行比较（图8-8）。

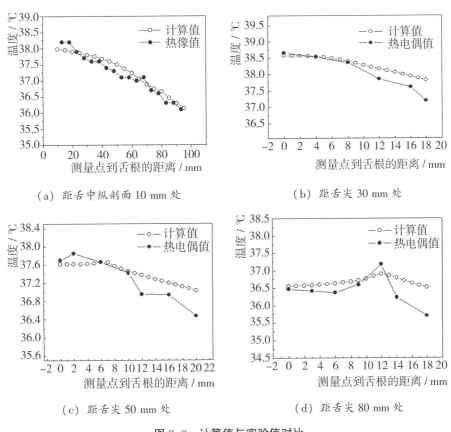

（a）距舌中纵剖面10 mm处

（b）距舌尖30 mm处

（c）距舌尖50 mm处

（d）距舌尖80 mm处

图8-8 计算值与实验值对比

图8-8a为舌面的数值计算结果与热像仪测量结果的对比曲线，所选的位置为距舌中纵剖面10 mm。对比两条曲线可以看出，两者的变化趋势完全一致，舌根与舌尖的温差接近。不同点在于，舌根处热像温度高于计算温度，舌中部热像温度低于计算温度。即在此区间内热像的温度梯度大于计算温度。主要原因在于，计算过程中舌表面施加了均匀的表面换热系

数，而实际测量时，舌尖处于温度低于体温的空气中，在热像测取的瞬间，靠近舌尖部分由于温差较大而换热剧烈；舌根在口腔内部，测取的瞬间受空气温度影响不明显。热像温度有跳跃点说明，该点离大血管比较接近。

图 8-8b~图 8-8d 是舌体内温度计算值与热电偶测量值的比较结果。所取位置分别为距舌尖 30 mm、50 mm、80 mm，离舌面 8 mm 深处，由舌中线向边缘选取。从图中可以看出，测量值与计算值变化趋势一致。靠近舌中线部分拟合结果较好，越靠近舌边缘，计算值与测量值的差越大。

第二节　人舌体三维温度场的无损重构

前期研究表明，中医舌诊中获取的（舌质、舌色、舌苔以及舌面不同区域）舌面信息与温度场关系密切，而表面温度场又受舌体内血液温度、血氧饱和度、血液黏度、代谢热，以及血液灌注率等多种参数的影响。本节将在前述工作的基础上计算健康人舌的温度场。

该方法可在一定程度上消除人为误差，提高计算效率与精度。但是，在坐标定位时仍存在一定误差。例如，对于十分细密的血管网络部分，由于视线等因素的限制，不能保证探针准确的接触到预定点位，这可能会在空间上形成错觉，导致数据误差。

一、人舌内相关参数的确定

血管壁作为组织的内边界，由血液灌流传输的热量通过等效换热系数施加到血管壁上，因此在血管壁上施加第三类边界条件（表 8-4）。

表 8-4　边界参数

直径/mm	2.56	1.08	0.92	0.8	0.74	0.66
$h_e/(\text{W}\cdot\text{m}^{-2}\cdot{}^{\circ}\text{C}^{-1})$	187.70	449.00	525.27	599.00	653.60	733.00
$T_a/{}^{\circ}\text{C}$	37.90	39.79	36.67	36.58	36.53	36.47
直径/mm	0.60	0.42	0.40	0.38	0.32	0.30
$h_e/(\text{W}\cdot\text{m}^{-2}\cdot{}^{\circ}\text{C}^{-1})$	804.50	1 118.50	1 198.00	1 257.00	1 510.30	1 608.10
$T_a/{}^{\circ}\text{C}$	36.43	36.29	36.27	36.26	36.22	36.20

二、人舌体三维温度场计算结果

根据计算得到了健康人舌的温度分布（图 8-9、图 8-10）[2]。舌体根部的血管与颈动脉相连，并接近咽喉位置，换热相对不充分；在舌中位置，血管分支逐步散开，与舌根相比换热较多；在舌尖位置，毛细血管换热自然充分。前已述及，舌根处血液换热不太充分，会出现较大的等温域，等温域温度较高；舌中（尤其是横向位置）的等温面较大，舌体横向温差小，而纵向温差较大；随着位置前移，舌尖处的毛细血管增多，对流换热充分。

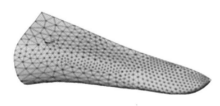

图 8-9　人 1/2 舌体网格划分

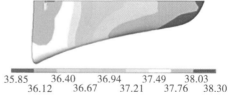

35.85　　36.40　　36.94　　37.49　　38.03
　　36.12　　36.67　　37.21　　37.76　　38.30

图 8-10　人 1/2 舌体数值计算结果

舌根位于口腔深处，用红外热像仪拍摄舌根的位置难度较大。人舌后部（咽喉部）的热像显示，该位置的温度分布基本是等温区域，这与实验结果接近。图 8-6 显示，距舌根相对较近的位置有两个形态相似的区域，这是施加的两种不同边界条件的分界。实际上，在舌体伸出的瞬间，嘴唇和牙齿的阻隔，在一定程度上对该位置的舌体换热存在不同程度的影响。由于舌中、舌尖以及舌体边缘的毛细血管增多并且舌体变薄，这些位置的换热充分，温度逐次降低。此外，舌体横向的血管分布、血管尺度与纵向具有明显不同，呈现如图 8-7 所示的温度分布状态。

三、人舌与猪舌温度场数值模拟结果

猪舌表面纵向温度变化范围为 34.66~39.58℃，变化量为 4.88℃；人舌温度的变化量为 2.15℃，与猪舌相比低 2.73℃。二者差值较大，且温度变化区间不同，猪的基础体温高于人体。造成猪舌与人舌温度变化量差异的原因，可能有以下几点：①猪舌长度大于人舌（相差大约 5 cm），前者沿舌长方向的温度梯度较大。②个体差异。生物体种群内部的差异不会很大，但是种群间的差异难以预测。③计算时的简化程度。尽管温度场的计算均忽略了静脉和大量的毛细血管，但静脉和毛细血管对于人舌与猪舌的影响情况，是否具有差异性尚无法确定。④血管的分布特征不同。猪舌内血管的分布比较符合拓扑结构，几乎各个方向都有分支。人舌血管二级以上的分支几乎均向上生长（本质性差异）。

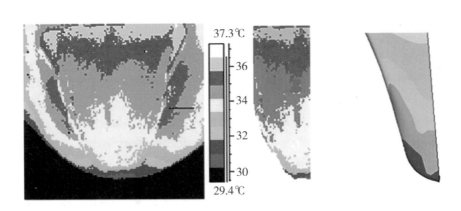

（a）红外热像仪拍摄的图像　　　　（b）数值模拟计算的结果

图 8-11　实验拍摄与计算结果对比[2,5]

图 8-11a 是红外热像仪拍摄得到的人舌（包括部分脸颊）热像图片，图 8-11b 是删除脸颊部分，仅截取舌面 1/2 的热像图片及数值计算结果。从热像数据来看，舌面的纵向温差大约为 3℃，与计算值约差 1℃。一方面，热像拍摄虽然是瞬间完成，但热像仪在成像的瞬间换热情况远复杂于数值模拟时所应用的换热条件。另一方面，拍摄时会受对流及辐射换热以及唾液蒸发等因素影响；再一方面，数值计算过程全部按照对流换热来计算，没有考虑其他因素。

如前所述，人舌真正的根部无法通过拍摄得到，拍到的大约只是舌体长度的 3/4，计算时未将舌根部分 1/4 列入。将实验拍摄与数值模拟计算结果进行对比发现，数值计算结果与红外热像图温度变化的趋势非常相近（图 8-11）。计算温度高于红外热像温度，这与计算中所做的简化，以及对边界条件近似处理，使得一些细微的温度变化在计算结果中没有得到明显的体现有关。

自 20 世纪 90 年代初，经过多年的尝试，得到了具有真实形状和真实受热状态下的舌体三维温度场分布，其数值计算结果与热像仪和热电偶的实验测量结果一致。这为进一步研究生物参数的变化与舌面温度分布的关系奠定了基础。

第三节　不同中医证候的人舌三维温度场分析

一、中医证候与舌体温度的相关性

证候是中医学的主要理论之一，其上联脏腑气血基础理论，下及辨证论治、处方用药的临床实践。近年来，证候被认为是认识生命活动的另一种科学方法，将生物传热理论应用于中医舌诊研究是一个很好的契机。实践证明，红外热像可以客观地反映中医临床舌象所具有的某些特征。然而，形成舌红外热像特有形态（即温度分布或温度场）的传热机制是什么？舌面的温度分布又受哪些因素制约呢？研究选取血瘀证和血虚证作为特定证候，以分析不同证候对应的舌体温度分布规律及其背后的原因。

证候是中医基础理论中一个非常重要的概念。它既不同于"症"，也不同于"病"。"症"是疾病的表现形式，"病"是疾病的名称，证候则是反映疾病发展过程中某一阶段病理变化的本质和全貌。病是全程性的，证是阶段性的，它会随着疾病的进退而变化，是一个相对稳定的具有时间性、相对性、变化性的概念。"证"可以在概括疾病共性的基础上，不同程度地揭示每个患者的病机特点和个体差异，能够比较集中地反映出疾病的原因、性状、动态等各方面的信息，从而给医生指示出治疗疾病的具体方向。张伯礼先生曾强调："中医治证不治病！"其含义是中医治疗疾病不是着眼于"病"的不同，而是取决于"证"的性质。相同的证，代表着类同的主要矛盾，可以用基本相同的方法治疗，这就是"异病同治"的道理，也是辨证论治的精神实质和精髓所在。

由于中医证候涉及的统筹研究工作量巨大，为了能更清楚地说明问题，仅对血瘀证、血虚证两种证候及正常人舌的温度场进行数值模拟，并将模拟结果与红外热像进行比较。

利用前述测取的相关数据作为输入参数，通过数值模拟计算对获取的舌体温度场与测取的红外温度场进行比较，然后通过改变相关参数，将计算得到的温度场与客观测取的红外热像人为逼近，使两个场的二维温度分布基本趋于一致，反过来获取血瘀证、血虚证两个证候以及正常人舌体所具有的热物理、医学参数。进一步说明，中医望诊所看到舌质（间接反映的证候）的表观特征，是否与热物理、生物医学等参数的变化相关。这些参数包括：动静脉温度、血液灌注率、血氧含量、血液黏度、舌体内血管走向、特征尺度的改变……上述参数的变化是否会导致特定证候对应特定的舌面温度分布规律？或者说，特定的温度分布和参数是否会表现出特定证候的舌象，即舌面温度分布和中医舌象是否存在对应关系？

二、两个证候的舌体温度场数值模拟与分析

为实现用生物传热理论分析中医不同证候下的人舌红外热像，证明舌体传热与中医舌诊之间的相关性，探索从舌体信息反映健康状况的科学性，进行了 2 个方面的研究：①利用前文测取的数据，得到了正常、血瘀证、血虚证猪舌的各种参数，数值模拟了相应的舌体温度场，并与用红外热像仪测得的人舌红外热像进行比较。②对影响舌体传热的主要因素进行单因素分析，确定血瘀证、血虚证人舌红外热像特点的形成因素。

（一）两个证候的猪舌有关参数的确定

进行数值模拟以研究不同证候的人舌温度场，需要依据其物理模型，并根据该模型施加各种载荷。根据课题组内多人的计算经验，物理模型的几何参数与施加的各种负荷，基本概括了影响人舌温度分布的主要因素。以血虚证和血瘀证为例，对 2 个证候的猪舌体模型的几何参数和负荷作以下假设：①舌外形尺度相同。②舌深动脉的入口和出口在舌体内的位置相同。③舌体血管第一级分叉的个数相同。④舌根截面和舌中截面负荷均为绝热条件。⑤舌面对流换热系数取决于舌体主流温度。

此外还需知道：①血管分布中根血管的尺寸。②根部的血管流速。③舌体代谢热。④舌面蒸发热流密度。⑤依据血管尺寸（粗细）进行分级的指数。

实验室备有人舌体完整的血管铸型以及通过造模获取的两证猪舌的血管铸型。通过血管铸型可以大致获得第一级、第二级血管直径，以及血管尺寸随证候的变化规律。例如，血虚证根部血管的直径较小，血瘀证与健康人相同位置的血管直径较大（暂且认为人舌体完整的血管铸型属于健康人）。两证猪舌的血管铸型和正常猪舌（未进行药物造模）血管有微小差异，最大差异仅为 10%。

舌根部位置血管内血液的流速可通过直径、流量计算得到，总流量等于全舌血液灌注率与舌体积的乘积。通过量化分析铸型可知，舌体总流量

随证候变化。通过动物有创实验（剥离血管测量流速）并参考血管铸型可获得具体数值，流量的排序为：血瘀证>正常猪>血虚证。人舌的血液灌注率无法进行有创实验，所以本文列出的血液灌注率是猪所具有血瘀证、血虚证，以及正常猪的数据。血瘀证、血虚证、健康猪舌体的血液灌注量分别为：11.25 kg/（m³·s）、8.67 kg/（m³·s）、10.59 kg/（m³·s），由此得到血管流速分别为：64 mm/s、55 mm/s、以及 60 mm/s。血瘀证和血虚证的根部血管流速计算如下。

血瘀证舌深动脉入口血液流速为：

$$v = \frac{V \cdot W_b}{(\pi R^2) \cdot \rho_b} = \frac{0.152\ 1 \times 10^{-4} \times 11.25}{3.14 \times (0.000\ 9)^2 \times 1\ 055} = 0.064 \tag{8-20}$$

血虚证舌深动脉入口血液流速为：

$$v = \frac{V \cdot W_b}{(\pi R^2) \cdot \rho_b} = \frac{0.152\ 1 \times 10^{-4} \times 8.67}{3.14 \times (0.000\ 9)^2 \times 1\ 055} = 0.049 \tag{8-21}$$

人体不同器官的耗氧量有显著差异，人体动脉血液无法测取，但考虑到人舌与猪舌许多生化指标大抵相同，故本文使用猪舌的实验数据来推算人舌的代谢热。正常猪（对照组）、血瘀证组、血虚证组的舌动静脉血氧含量差分别为2.90%、2.65%、3.10%（表8-5），进而计算得知对照组、血瘀证组、血虚证组猪舌的代谢热分别为：6 066.0 J/（m³·s）、6 444.6 J/（m³·s）、4 966.6 J/（m³·s）。

表8-5　两个证候的动物模型主要生理参数测量结果

生理参数	对照组	血瘀证组	血虚证组
舌根动脉入口血流/（mL·min⁻¹）	8.00	8.50	6.55
动静脉血氧含量差/%	2.90	2.65	3.10
舌体长度/mm	108	107	112
舌根动脉入口直径/mm	2.00	2.00	1.88

血瘀证猪舌代谢热为：

$$Q_{met} = 20.84 \times 10^6 \times V_{O_2} = \frac{20.84 \times 10^6}{1\,055} \times 0.026\,5 \times 11.25 = 6\,444.6\ \text{J/(m}^3 \cdot \text{s)}$$

$$(8-22)$$

血虚证猪舌代谢热为：

$$Q_{met} = 20.84 \times 10^6 \times V_{O_2} = \frac{20.84 \times 10^6}{1\,055} \times 0.026\,5 \times 8.67 = 4\,966.6\ \text{J/(m}^3 \cdot \text{s)}$$

$$(8-23)$$

在人舌温度场计算中，舌面蒸发热流密度一般由迭代公式计算确定。由于证候不同，蒸发热流量迭代公式也不同。计算公式中只有舌面湿度和平均温度随不同证候发生改变，因此舌面蒸发热流量的计算只需确定两个证候的舌面参考湿度。通过对两个证候下的人舌面湿度测量，即可推算得到特定证候下的人舌面蒸发热流量迭代公式。

根据血管尺寸（粗细）进行分级的指数以及人舌血管铸型，可以扩展得到两个证候下的动脉血管分布特征，血虚证组血管直径随等级增加减小得最快，血瘀证组最慢。本文遵循的原则是：建立血虚证的血管分布模型时，使用较小的分级特征；建立血瘀证的血管分布模型时，使用较大的分级特征。选择并进行数值模拟时，需要确定不同的血管的分级特征。

由表8-6可知，健康人（对照组）和两个证候人舌的主要参数。基于这些数据，通过模拟计算即可得到对照组及特定证候下的相应温度分布。

表8-6　数值模拟两种证候人舌所采用的主要生理参数

组别	血液灌注率/ $(\text{kg} \cdot \text{m}^{-3} \cdot \text{s}^{-1})$	舌面参考 湿度/ %	动静脉血 氧含量差/ %	根血管 流速/ $(\text{m} \cdot \text{s}^{-1})$	舌体 代谢热/ $(\text{J} \cdot \text{m}^{-3} \cdot \text{s}^{-1})$	人舌血管树 入口直径/ mm	血管树 分支 指数
对照组	10.59	50	2.90	0.060	6 069.0	1.8	2.6
血瘀 证组	11.25	56	3.10	0.064	6 444.6	1.8	3.0
血虚 证组	8.67	45	2.65	0.055	4 966.6	1.7	2.2

（二）人舌温度场与误差分析

将人舌温度场计算值与测量值进行对比可知：①数值模拟结果与热像测试得到的温度分布具有一定的差异，但是组间温度绝对值的差异并不大。②红外热像与数值模拟结果十分接近。这说明，通过热物理、医学参数的改变进行数值模拟计算能反映不同证候下的舌面温度分布特征，即通过数值模拟得到的舌面温度场，与用热像仪客观测取得到的人舌温度场特征基本相符，证实了热科学与中医学理论之间存在相关性。

虽然数值模拟计算与测量结果的温度分布规律相同，但其温度值及不同区域之间温差并不相同。数值模拟得到的全舌平均温度和各分区的平均温度均高于对应的测量值，模拟得到的两个证候的全舌、舌根平均温度与舌尖平均温度差、舌中与舌尖平均温度差均大于对应的测量值。例如，血瘀证、健康、血虚证全舌平均温度的测量值分别为 35.09℃、34.98℃、34.92℃，模拟值分别为 36.27℃、35.87℃、35.40℃。

舌面温度值测量与模拟值产生的差异可能是受测量结果处理方法、参数取值、测量方法，以及血管分布距离的影响。例如，舌体内某根血管距舌面较近，会导致热像温度的跳跃，舌面附近有相对较大的血管，会导致舌面温度的上升，而数值计算用到的血管段数量相对较少，得到的温度场很少出现波动。

用分布模拟方法[5]生成血管簇，并通过实验测量或模拟计算得到生理参数和负荷参数。通过近似计算方法得到的温度场与实际测取红外热像（二维场）的对比显示，二者结果相近。用上述方法得到的血瘀证、健康人、血虚证的舌面温度分布规律也与热像基本一致。

本章的意义在于，通过实验测取了血瘀证和血虚证人舌（猪舌）的相关参数，数值模拟得到了两个证候下的舌体温度分布，并与用热像仪测得的热像温度场比较，二者特征一致。因舌体参数的变化，会影响内部组织和血液的传热，从而产生血瘀证、血虚证对应的特定舌面温度场[6]。特定的温度场和舌体参数会展现出具体证候的舌象，因此舌面温度分布和中医舌象都是特定证候的外在表现，与内部器官存在着对应关系，这进一步说明了传统医学与生物传热学在生物研究方面密切相关。

参考文献

［1］李艳. 舌体纵剖面温度场数值计算及传热模型研究［D］. 天津：天津大学,2003.

［2］魏璠. 舌体三维温度场的数值计算及传热特性研究［D］. 天津：天津大学,2004.

［3］切托. 生物传热学基础［M］. 徐云生,钱壬章,译. 北京:科学出版社,1991:42-49.

［4］VAN LEEUWEN G M J,KOTTE A N T J,LAGENDIJK J J W. A flexible algorithm for construction of 3-D vessel networks for use in thermal modeling［J］. IEEE transactions on biomedical engineering, 1998, 45（5）: 596-604.

［5］张艳. 中医舌诊机理的生物传热研究［D］. 天津:天津大学,2008.

［5］姜智洁. 不同病证舌体红外热像特征研究及影响因素分析［D］. 天津:天津中医药大学,2007.

第九章 器官低温保存

近年来，器官保护液的出现使保存技术取得了巨大进步[1,2]。采用保护液进行器官保存的主要方法是在供体心脏停博后，迅速用低温保护液灌充器官血管使其冷却，然后将器官连同保护液一起放入装有冰袋的保温箱中进行低温保存[3]。保存时间因器官不同而有所差异，一般要求肾脏冷保存时间≤48 h，肝脏冷保存时间≤16 h。Furukawa 等[4]认为移植后原发无功能的概率因保存的时间的延长而增加，所以目前肾脏临床移植时间≤24 h。纵观国内外关于生物低温保存的研究可知，低温对细胞和生物组织的损伤是多种因素综合作用的结果。本章利用已掌握的生物体三维温度场重构方法，建立了冷灌注过程中复杂生物组织的非稳态传热模型。在时间维度上，对器官的降温过程进行分析，为器官延时保存研究开拓了新的方法。

第一节 器官移植

一、器官移植与器官保存

器官移植（organ transplantation）指将健康器官移植到患者体内，替换患者已经丧失功能的器官，以延续其生命的治疗手段。器官移植是 20 世纪人类医学科学的重大进步。自 20 世纪 60 年代以来，器官移植手术从基础研究到临床应用都得到了迅猛地发展。目前，器官移植已成为临床治愈器官功能衰竭的有效治疗手段。然而，由于器官供体与受体受地域条件、移植技术、运输以及保存等多方面的影响，因离体器官的暂存方法不当造成器官功能损伤，而失去利用价值的事例时有发生。这不仅对宝贵的供体器官资源造成浪费，更加剧了器官供体的短缺。随着器官移植技术的不断进步，对器官保存质量的要求也越来越高，特别是在供体数量严重短缺的情况下，对器官的保存技术提出了更高的要求[5]。深入研究移植器官保存及损伤机制，延长保存的时间以及提高保存质量，成为医学与工程热物理学科交叉的前沿课题。

器官保存（organ preservation）指离体的器官在无供血的状态下保持活力的一种措施，其目的在于使离体器官损伤降到最低程度，为临床提供充分的时间完成器官运送及手术，并在循环建立后立刻恢复功能。临床实践表明，移植器官手术功能恢复程度与供体器官的质量呈正比。器官保存是器官移植技术的三大支柱之一，也是器官移植成功的前提条件和根本保障。

在移植手术过程中，器官损伤的原因主要有3个：①从供体停止供血到冷灌注开始前的热缺血损伤。②低温保存期间的保存损伤。③移植后的血液再灌注损伤。

器官低温保存方法主要分为单纯低温灌洗保存、机械持续灌注保存、深低温冷冻保存等。这些方法主要依靠低温来抑制新陈代谢速率，同时配合器官保护液对血液重置，为器官提供平衡组织液的电解质并维持细胞的基本能量代谢。深低温冷冻保存在理论上是保存时间最长的方法，但是目前尚不适用于复杂生物组织大器官的保存。机械持续灌注是一种动态的保存方法，比较符合生理要求，持续灌注移植器官可通过有氧代谢获取营养物质，代偿血液循环，但是由于成本昂贵、操作复杂等原因在临床上并不受青睐。目前，单纯低温灌洗保存依然是适用于临床短时保存，且应用最普遍、最经济的保存方法。

二、冰温技术用于器官保存

冰温技术（controlled freezing point technique）最初见于食品的保鲜，起源于 1964 年日本的一次贮藏梨的偶然试验。该试验结果显示，-4℃的温度并未把梨彻底冻伤，而且在回升温度后仍然保持了梨原有的风味和色泽。经总结后，山根昭美博士于 20 世纪 70 年代提出了冰温贮藏技术，"冰温"指从 0℃起至各生物组织即将开始结冰时为止的温度带。随着该项技术研究的不断深化，冰温技术得到了广泛的应用，并建立了相应的冰温冷藏链体系。目前该技术已广泛应用于果蔬、水产[6,7]、禽畜肉类[5,8,9]等产品。利用冰温技术可以实现鱼类的活体保存，中国水产科学研究院刘淇等对牙鲆的无水保活可以达到 52 h[10]；集美大学对黑鲷鱼的无水保活可以达到 6 h[11]，麦穗鱼的无水保活达到 12 h[12]。这些实验结果对器官低温保存研究做了重要提示：将冰温保存技术应用于器官保存，将会延长器官的保存时间。

目前，与冰温技术相关的器官保存研究日渐增多。尽管文献偏重于试验性质的医学研究，但这足以体现该方法已经引起了众多学者的关注，并为将来能有效地保存器官提供了新的方法和思路[13]。研究者认识到低温冷冻保存会使器官功能细胞受损，所以用不冻结保存方法做了许多研究。Okamoto 等[14]对鼠肺的过冷不冻结保存做了实验，获得了较好的器官功能。Amir[15]的实验结果认为加入抗冻蛋白在低于 0℃保存时，能改善兔心脏的存活能力。Bartels-Stringer 等[16]将鼠肾小动脉置于-4℃的生理盐水中保存 24 h，并与未经低温保存组进行比较，认为其并不受血管活性和铁螯合剂的影响。Matsuda[17]在 4℃、0℃、-4℃的 UW（University of Wiss-con-sin Solution）液中保存肝细胞，通过比较发现在无冰晶形成的情况下，低于 0℃的冷保存，可以明显提高保存效果。美国匹兹堡大学、日本鸟取大学等对血液的冰温保存做了实验研究，认为冰温保存效果优于其他方法[18]。另外，对于同一器官，研究者们得出了不同的冰点数据，Mazur[19]

认为肾脏胞浆冰点温度在-1℃以上。

第二节　器官保存过程中的生物传热问题

国内器官移植大多采用4℃保存法。通过灌洗可使器官均匀冷却，降低代谢。此外，灌洗可以将残留血液中的抗原、血小板聚合物、细胞和纤维蛋白样血栓等有害物冲掉。供体器官灌注的关键是尽量缩短热缺血时间，以确保供体器官质量。

一、灌注过程中温度场的变化

器官组织表面及内部均充满了丰富的动静脉血管，用保存液经动脉对器官进行灌洗时，低温液体由动脉进入从静脉流出，液体在血管中通过时能够有效地与器官内各部分组织进行快速、充分的热交换，将热量携带出来，使供体器官迅速降温并达到低温保存的温度。Kosieradzki[20]的研究表明，缺血性损伤第一步发生在摘取器官及冷灌注过程，器官的冷灌注过程是一个典型的多孔介质传热传质问题。

以肾器官为例，肾脏具有排泄代谢产物、生成尿液、维持体内电解质和酸碱平衡、调节血压等作用。肾脏内部血管分布不均匀、毛细血管丰富，在灌注过程中，整体肾脏不能实现均匀地降温。由于肾脏内部多个部位对温度的敏感性不同，在灌注过程中了解肾脏表面及内部的温度分布十分必要。虽然表面的温度分布情况可以通过热像仪获取，但是得到肾器官内部的温度分布较为困难。利用数学模型对肾脏灌注过程中的流场和温度场进行数值模拟，能够对灌注方案的确定和效果的评估给予量化参考。

血管是把来自体内外热源的热量传送至全身各部位的主要媒介，血管内流体流动的快慢、血管半径的大小，以及血管相对表皮的距离等，都会显著地影响机体的散热过程。由于微观组织的精细结构和血管分布情况会对管内流体和组织间，以及体表附近组织与外界环境间的热交换产生重要的影响。所以，组织和血液间的相互作用在传热问题中一直是研究的核心。因此，必须对生物组织的超微解剖结构进行研究，并建立数学上可以处理并考虑了细微结构的生物传热模型。

人体器官基本上都呈现不规则的三维体，其内部包含不同的组织，因此需要通过建立空间模型以实现器官的重构[21]。许多研究者利用血管造影技术重构了相关器官的内部血管分布[22,23]。Hoffmann 等[24,25]根据图像获得了血管的中心线并加以填充获得血管的准确位置。Roman 等[26]根据人体可视化数据库建立了一系列人体组织和器官的三维模型，并以此为基础模拟了心脏外科手术过程中的三维温度场。Roman[27]通过人体可视化数据库建立了人体膝盖，并对局部降温过程进行模拟。Trobec 等[28]通过有限差分法计算了血液和组织，以及在降温过程中组织内新陈代谢率的数值，并根据经典生物传热方程，建立了血液流动和新陈代谢同时存在时的组织温度场[29]。根据分形理论，通过计算获得的血管树也广泛应用于温度场和血液流动的计算中[30-33]。基于断层扫描图片与人体可视化数据库建立血管树的方法，只能建立大血管，而人体器官中包含了大量的毛细血管。肾脏中体现肾功能的肾小球就是一个毛细血管团。虽然根据分形的方法建立的血管树能够模拟微小血管，但在数值计算温度场和流场的过程中，巨大的计算量限制了温度场重构的实现。

针对生物体真实形状而进行的三维温度场模拟研究相对较少，且在文献中几乎未见到同时考虑温度场随时间变化的情况[34]。作者团队曾以舌体器官的动脉血管及其外覆生物组织为物理模型，成功进行了生物体的三维温度场的数值模拟，积聚了丰富的经验并取得了显著的成效[35-37]。

二、灌注过程中热应力的变化

生物力学是一门生物学和力学相结合的学科，主要研究生物与力学之间的相互作用问题，属于生物物理学的一个分支。它主要应用力学的原理和方法，定量研究生物力学问题[38]。生物力学是利用连续介质力学、多相介质力学、断裂损伤力学、流变力学、生理学、医学和生物学对生物体进行研究的学科[39]。

通常柔软易变形是生物软组织的特点，它存在不同程度的抗拉强度。生物软组织还具有非常高的非线性及黏弹性的特点，其变形很大程度上依赖于时间。因此，从软组织力学的观点来看，生物软组织材料的特点为非均质、非线性、黏弹性和各向异性。

在一般的材料力学问题中，认为外力作用是应力产生的根本原因。然而，有些变形不只是因为外力，也有可能是因为温度的变化而产生了应力。对普通物体来说，温度升高、体积增大，温度降低、体积收缩，即人们常说的热胀冷缩原理。然而，并非所有的温度变化都会导致物体内部产生应力。只有在没有外力作用、温度变化引起的物体膨胀或收缩受力限制时，物体内部才会产生应力。当加热或冷却膨胀系数不同的几种材料组合在一起时，膨胀或收缩会受到不同材料特性的约束而产生相应的应力。即使是均质物体，当物体各个部分温度变化不一致时，内部膨胀收缩的量也不同[40]。实际上，物体作为一个整体是连续的，各部分不可能因温度差异而单纯按比例膨胀。物体内部存在一种力，这种力作用于物体内部，使其各部分相互约束，保持连续的动作，产生连续的位移，这种约束力被称为热应力。

生物组织中各种细胞的热物理性质和力学性质对温度变化敏感。在低温冷灌注过程中，快速降温会导致组织温度分布暂时不均匀，进而使组织节点所对应的物性参数出现差异。这种温度梯度引起的不均匀收缩会产生热应力[41]。当这些应力超过组织弹性屈服极限时，将产生裂纹，进而损伤组织。

早在 1980 年，Rubinsky[42]便通过建立一维球对称模型来模拟计算生物组织低温保存过程中所受的损伤，并认为组织冻结时内外介质之间温差引起的热应力是导致细胞组织损伤的主要原因。Rubinsky 考虑了环境的降温速率和组织体积的影响，发现降温速率越快，组织体积越大，内部温差越大，引起的热应力越大。近年来，研究人员对器官低温保存过程中的热应力和断裂进行了大量的数值计算和实验分析[43-47]。Adam[48]在心脏瓣膜的低温保存中发现了裂纹，Wassenaa[49]在对猪冠状动脉进行低温保存时，也发现了血管壁上有裂纹出现。Pegg[50]在研究低温保存弹性动脉时同样也发现了宏观裂纹的产生。Hunt 和 Song[51]在研究中发现，以二甲亚砜（DMSO）为抗冻剂，利用慢速冷却把冠状动脉和颈动脉保存在 $-196℃$，有 75% 的血管有裂纹出现。Gao[52]设计制作了一套装置观察在冻结过程中的热应力分布情况以及断裂现象。

不同的环境温度对组织内部热应力的影响表明，环境温度越低，组织内部所受的热应力越大。Xu 等[53]在对兔子主动脉冷冻研究中发现，降温或复温速率不当，会导致血管损伤，采用较慢速率复温将缩小降温过程中血管组织中的温度梯度，使血管壁内部温度分布均匀，从而减小热应力。Rendal 等[54]在对猪主动脉的实验中发现，在相同的降温模式下，以较慢的复温速率（$15℃/min$）复温的效果要显著好于较快的复温速率（$100℃/min$）。缓慢的复温速率能使血管组织内部有充足的时间进行热传导，能够减小温度梯度，降低热应力，进而减少血管壁的损伤。Hua 等[55]近似地取用冰或水的一些物理参数，对血管冻结过程中的热应力分布进行求解。一些文献[56,57]采用部分实测物理参数对血管进行了热应力分析。在分析生物材料冻结过程中的作用力时，Rabin[58]提出了弹塑性模型，并将细胞冻结过程中所受的机械损伤分为 2 类：第一类是在相变温区范围内冻结过程中所受的损伤，其损伤程度与传热、传质、细胞内外溶液的化学平衡、冰晶结构，以及细胞的相互作用密切相关；第二类是相变完成后降温过程中所受的损伤，主要是组织内部的温差引起的热应力对细胞膜产生的损伤。Shi[59]认为把生物软组织看作黏弹性介质更接近于实际情况。采用黏弹性模型可以考虑到介质的延迟性和滞后性形变等特性，以及能够反映介质的热物性和机械性能的变化。目前，对生物体的力学性能的研究主要集中在高温区（$40\sim60℃$）以及低温区（$-60\sim0℃$），关于冷灌注过程中热应力及其力学性能变化的研究尚未开展。

　　器官的低温保存过程是一个涉及多尺度、多学科的复杂问题。虽然这一过程涉及生物学、医学等多个学科，但是实践证明，采用生物传热的方法分析器官的低温保存过程对于改善组织器官的保存条件极为重要。从生物传热学和生物力学的角度对冷灌注过程进行深入研究，是推进低温保存研究的有效途径。

参考文献

[1] HAMPE T, DOGAN A, ENCKE J, et al. Biliary complications after liver transplantation. Clinical transplant, 2006, 20(17): 93-96.

[2] BROEDING D C, KIM J S, MUELLER T, et al. One hundred thirty-two consecutive pediatric liver transplants without hospital mortality: lessons learned and outlook for the future[J]. Annals of surgery, 2004, 240(6): 1002-1012.

[3] SOUTHARD J H, D'ALESSANDRO, ANTHONY M. Pulsatile perfusion versus static storage for kidney preservation[J]. Current opinion in organ transplantion, 2000, 5(3): 237-241.

[4] FURUKAWA H, TOD O S, KAMIYAMA T, et al. Recent progress in liver transplantation[J]. Nippon naika gakkai zasshi, 2002, 91(Suppl): 43-50.

[5] BISCHOF J, HUNT C J, RUBINSKY B, et al. Effects of cooling rate and glycerol concentration on the structure of the frozen kidney: assessment by cryo scanning electron microscopy[J]. Cryobiology, 1990, 27(3): 301-310.

[6] 李来好, 彭城宇, 岑剑伟, 等. 冰温气调贮藏对罗非鱼片品质的影响[J]. 食品科学, 2009, 30(24): 439-443.

[7] 吕凯波, 熊善柏, 王佳雅. 包装处理方式对冰温贮藏黄鳝片品质的影响[J]. 华中农业大学学报, 2007, 26(5): 714-718.

[8] 姜长红, 万金庆, 王国强. 冰温贮藏鸡肉的试验研究[J]. 食品与机械, 2008, 24(1): 63-66.

[9] 张瑞宇, 殷翠倩. 新鲜猪肉冰温保鲜的研究[J]. 食品科技, 2006, (2): 113-116.

[10] 刘琪, 殷邦忠, 姚建, 等. 牙鲆无水保活技术[J]. 中国水产科学, 1999, 6(2): 101-104.

[11] 田标,陈申如,杨远帆,等.黑鲷无水保活技术的初步研究[J].集美大学学报（自然科学版）,2004,9(3):221-225.

[12] 王晓飞,张桂,郭晓燕.麦穗鱼无水保活技术的初步研究[J].内陆水产,2008,(3):19-21.

[13] MCANULTY J F. Hypothermic organ preservation by static storage methods: current status and a view to the future [J]. Cryobiology, 2010, 60(3 Suppl):13-19.

[14] OKAMOTO T, NAKAMURAT, ZHANG J, et al. Successful subzero non-freezing preservation of rat lungs at-2 degrees c utilizing a new supercooling technology[J]. The journal of heart and lung transplantation, 2008, 27(10):1150-1157.

[15] AMIR G, HOROWITZ L, RUBINSKY B, et al. Subzero nonfreezing cryopresevation of rat hearts using antifreeze protein I and antifreeze protein III [J]. Cryobiology, 2004, 48(3):273-282.

[16] BARTELS-STRINGER M, TERLUNEN L, SIERO H, et al. Preserved vascular reactivity of rat renal arteries after cold storage[J]. Cryobiology, 2004, 48(1):95-98.

[17] MATSUDA H, YAGI T, MATSUOKA J, et al. Subzero nonfreezing storage of isolated rat hepatocytes in university of wisconsin solution [J]. Transplantation, 1999, 67(2):186-191.

[18] YOSHIDA K, MATSUI Y, WEI T, et al. A novel conception for liver preservation at a temperature just above freezing point [J]. Journal of surgical research, 1999, 81(2):216-223.

[19] MAZUR P, LEIBO S P, CHU E H. A two-factor hypothesis of freezing injury: evidence from chinese hamster tissue-culture cells [J]. Experimental cell research, 1972, 71(2):345-355.

[20] KOSIERADZKI M, ROWINSKI W. Ischemia/reperfusion injury in kidney transplantation: mechanisms and prevention [J]. Transplant proceeding, 2008, 40(10):3279-3288.

[21] NELSON D A, CHARBONNEL S, CURRAN A R, et al. A high-resolution voxel model for predicting local tissue temperatures in humans subjected to warm and hot environments[J]. Journal of biomechanical engineering, 2009,131(4):041003.

[22] YU K C, RITMAN E L, HIGGINS W E. System for the analysis and visualization of large 3d anatomical trees[J]. Computers in biology and medicine, 2007, 37

（12）:1802-1820.

［23］ WAN S, RITMAN E L, HIGGINS W E. Multi-generational analysis and visualization of the vascular tree in 3d micro-ct images［J］. Computers in biology and medicine, 2002, 32(2):57-71.

［24］ HOFFMANN K R, WALCZAK A M, NOEL P B. 3D reconstruction of the carotid artery from two views using a single centerline［J］. International congress series, 2004, 1268:177-182.

［25］ CHALOPIN C, FINET G, MAGNIN I. Modeling the 3D coronary tree for labeling purposes［J］. Medical image analysis, 2001, 5(4):301-315.

［26］ TRUNK P, MOCNIK J, TROBEC R, et al. 3D heart model for computer simulations in cardiac surgery［J］. Computers in biology and medicine, 2007, 37(10):1398-1403.

［27］ ROMAN T, SLIVINIK B, GERSAK B, et al. Computer simulation and spatial modelling in heart surgery［J］. Computers in biology and medicine, 1998, 28(4):393-403.

［28］ TROBEC R, STERK M, ALMAWED S, et al. Computer simulation of topical knee cooling［J］. Computers in biology and medicine, 2008, 38(10):1076-1083.

［29］ TROBEC R, DEPOLLI M. Simulated temperature distribution of the proximal forearm［J］. Computers in biology and medicine, 2011, 41(10):971-979.

［30］ KRETOWSKI M, ROLLAND Y, BEZY-WENDLING J, et al. Fast algorithm for 3-d vascular tree modeling［J］. Computer methods and programs in biomedicine, 2003, 70(2):129-136.

［31］ MASTERS B R. Fractal analysis of the vascular tree in the human retina［J］. Annual review of biomedical engineering, 2004, 6(1):427-52.

［32］ DAVID T, KEMPEN T, HUANG H X, et al. The geometry and dynamics of binary trees［J］. Mathematics and computers in simulation, 2011, 81(7):1464-1481.

［33］ SHI J, CHEN Z, SHI M. Simulation of heat transfer of biological tissue during cryosurgery based on vascular trees［J］. Applied thermal engineering, 2009, 29(8/9):1792-1798.

［34］ 刘静,王存诚. 生物传热学［M］. 北京:科学出版社,1997.

［35］ KAI Z, YAN Z, CHEN R, et al. Heat transfer modeling of the tongue［J］. Journal of thermal biology, 2007, 32(2):97-101.

[36] 陈瑞球,诸凯,侯晓飞,等.人舌三维温度场的实验研究与数值模拟[J].工程热物理学报,2008,29(4):647-649.

[37] 王如愿,诸凯,陈瑞球,等.基于有限元的舌体三维温度场数值模拟[J].工程热物理学报,2007,28(3):463-465.

[38] 杨桂通,陈维毅,徐晋斌.生物力学[M].重庆:重庆出版社,2000.

[39] 王凤岗.软组织的杨氏模量测量方法的研究[D].天津:天津大学,2007.

[40] 竹内洋一郎.热应力[M].郭廷玮,李安定,译.北京:科学出版社,1977.

[41] VALENTINE M T, PERLMAN Z E, MITCHISON T J, et al. Mechanical properties of xenopus egg cytoplasmic extracts[J]. Biophysic journal, 2005, 88(1):680-689.

[42] RUBINSKY B, GRAVALHO E G, MIKIC B. Thermal stresses in frozen organs [J]. Cryobiology, 1980, 17(1):66-73.

[43] YANG C W,WILLIAMS D B,Goldstein J I. A new empirical cooling rate indicator for meteorites based on the size of the cloudy zone of the metallic phases[J]. Meteoritics and planetary science,1997,32(3):423-429.

[44] RUBINSKY B. Thermal stress during solidification[J]. ASME journal of heat transfer, 1982, 104:196-199.

[45] SONG Y C, PEGG D E, HUNT C J. Cryopreservation of the common carotid artery of the rabbit: optimization of dimethyl sulfoxide concentration and cooling rate[J]. Cryobiology, 1995, 32(5):405-421.

[46] BUJAN J, PASCUAL G, LOPEZ R, et al. Gradual thawing improves the preservation of cryopreserved arteries[J]. Cryobiology, 2001, 42(4):256-65.

[47] LEI D, ZHAO J H, TIAN L A. Analysis of thermal stressed around the whole process of artery cryopreservation[J]. Journal of university of science and technology of China, 2004, 34(3):328-334.

[48] ADAM M, HU J F, LANGE P, et al. The effect of liquid nitrogen submersion of cryopreserved human heart valvels[J]. Cryobiology, 1990, 27(6):605-614.

[49] WASSENAAR C, WIJSMULLER E G, HERWERDEN L A, et al. Cracks in cryopreserved aortic allografts and rapid thawing[J]. The annals of thoracic surgery, 1995, 60 (2 Suppl):S165-167.

[50] PEGG D E, WUSTEMAN M C, BOYLAN S. Fractures in cryopreserved elastic ar-

teries[J]. Cryobiology, 1997, 34(2):183-192.

[51] HUNT C J, SONG Y C, BATESON E A, et al. Fractures in cryopreserved arteries [J]. Cryobiology, 1994, 31(5):506-515.

[52] GAO D Y, LIN S, WATSON P F, et al. Fracture phenomena in an isotonic salt solution during freezing and their elimination using glycerol[J]. Cryobiology, 1995, 32 (3):270-284.

[53] XU Y, HUA T C, SUN D W, et al. Effects of freezing rates and dimethyl sulfoxide concentrations on thermal expansion of rabbit aorta during freezing phase change as measured by thermo mechanical analysis[J]. Journal of biomechanic, 2007, 40 (14):3201-3206.

[54] RENDAL E, SANTOSMXV, RODRIGUEZ M, et al. Effects of cryopreservation and thawing on the structure of vascular segment[J]. Transplant proceeding, 2004, 36(10):3283-3287.

[55] HUA Z Z, XU H Y, ZHOU G Y, et al. Analyses of thermal stress and fracture during cryopreservation of blood vessel[J]. Science in china series E: technolgical science, 2001, 44(2):158-163.

[56] ZHANG A L, CHENG S X, GAO D Y, et al. Thermal stress study of two different artery cryopreservation methods[J]. Cryoletter, 2005, 26(2):113-120.

[57] ZHAO G, LIU Z F, ZHANG A L, et al. Theoretical analyses of thermal stress of blood vessel during cryopreservation[J]. Cryoletter, 2005, 26(4):239-250.

[58] RABIN Y, STEIF P S. Analysis of thermal stresses around a cryosurgical probe [J]. Cryobiology, 1996, 33(2):276-290.

[59] SHI X, DATTA A K, MUKHERJEE Y. Thermal stresses from large volumetric expansion during freezing of biomaterials[J]. Journal of biomechanical engineering, 1998, 120(6):720-726.

第十章　肾器官冷灌注 过程温度场与应力场 数值模拟

　　器官移植手术的第一步是切取器官后迅速进行冷灌注，使器官快速冷却并去除血液。一般情况下，器官摘取前的温度约为 37℃，冷却后的温度为 0~4℃甚至更低，在极短的时间内整体器官的温度变化约为 40℃。器官移植成功与否的关键在于功能细胞是否受损。低温的器官保护液在血管中的流动换热是典型的热质传递问题，降温速率过低会增大移植器官细胞损伤的几率，而降温速率过快有可能产生生物热应力从而使细胞受到损伤。因此，展开器官冷灌注过程中生物传热问题的研究十分必要。

第一节　肾器官冷灌注过程的温度变化

一、肾器官的冷灌注实验

　　实验用小猪（约 30 kg）经麻醉后切取一侧肾脏，切取后将 -4℃ UV 液经动脉灌入肾器官。灌注同时将 0.1 mm 铠装热电偶探针插入到肾脏内部多个位置，同时用高倍率（像素为 320 × 480）红外热像仪完整记录肾脏表面温度变化，直至从肾脏静脉流出液体的温度为 4℃以下，实验结束。

二、灌注过程中肾器官内部及表面温度变化

　　摘取前，肾脏在腹腔中的颜色为暗棕红色，温度与体温相同。灌注大

约360 s 结束，肾脏呈现乳白色，此时肾脏表面温度约为4℃，此温度并非保存温度（图10-1）。

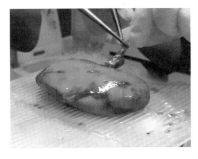
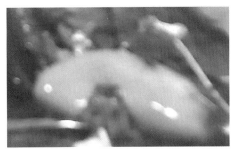

（a）冷灌注前的肾器官　　　　　　　（b）冷灌注结束时的肾器官

图10-1　冷灌注前后的肾器官

温度分布、速度分布也称为温度场、速度场。采用红外热像仪每隔120 s 截取肾脏冷灌注过程中的温度场热像图（图10-2）（冷色为低温，暖色为高温）。开始灌注时，肾脏表面温度约为37℃（图10-2a）。随着冷却液的进入，肾脏组织开始降温，靠近动脉入口位置的温度梯度较大，120 s 时（图10-2b）尤为明显，肾蒂附近的表面温度降低至5℃而肾脏边缘部分温度维持在30℃。随着冷却液继续注入，冷面积不断扩大，除入口位置外肾脏表面的温度分布基本均匀，沿动脉入口至肾脏边缘部分温度梯度逐渐缩小（图10-2c）。灌注到360 s 时（图10-2d），整个肾脏表面的温度分布达到均匀。

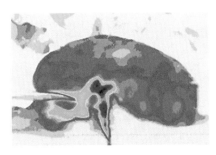
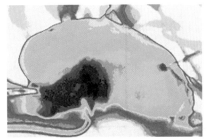

（a）0 s 尚未灌注　　　　　　　　　（b）灌注至120 s

图10-2　灌注过程红外热像图

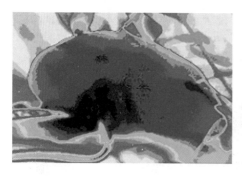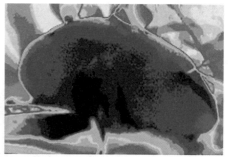

（c）灌注至 240 s　　　　　　　　（d）灌注至 360 s

图 10-2（续）

　　肾脏内部及表面的热电偶探针测得的温度变化曲线显示，随着冷灌注的进行，内、外部温度均快速降低，外部温度在整个灌注过程中高于内部温度。灌注前 180 s 内，肾脏内、外部温度下降的幅度较大，随后温度下降幅度较为平缓，即在冷灌注的前 180 s 内降温速率较大，随着时间的推移，降温速率逐渐减小。肾脏内部的降温速率始终大于外部。肾脏内、外温差随灌注时间的增加而逐渐减小，最终整个肾脏内、外温度达到一致（图 10-3）。

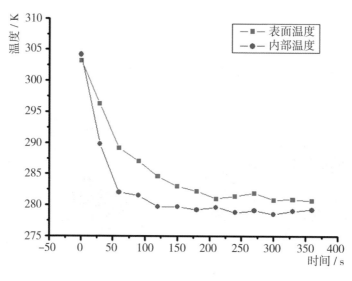

图 10-3　肾脏内外温度变化曲线

第二节　温度场及应力场数值模拟

由于肾脏器官内血管数众多且结构复杂，灌流过程中液体对流换热的过程比较复杂，建立一个能综合描述肾脏参数的生物传热模型较为困难。在目前建立的两种生物传热模型中，Pennes方程只计算平均传热效果，不考虑血管形态；另一种虽然考虑了血管的解剖结构，但只考虑了一对主要的动静脉，未包含其他重要的换热血管。理论上，一个理想的灌注组织传热模型应考虑到每一根血管（毛细血管簇除外）及其内流体的流动情况。这样的模型需要通过耦合求解血管内的对流换热和组织内的导热，以获得器官内每一点处的温度，但这在实际计算中不易实现[1]。

肾脏外形属于非规则形状，血管的尺度从微米到厘米呈非标准的拓扑结构分布。肾脏具有过滤、排泄体内代谢产物的功能，含有丰富的毛细血管，在物理建模时构造出微米级的毛细血管十分困难。1974年，Wullf等[2]提出了将人体组织看作多孔体的生物传热模型。1993年，王补宣等[3]作出了统计性假设，认为在不包括大动脉和大静脉血管微元体中，毛细血管等可视为在组织中均匀分布。因此，在生物传热的计算中，可将不含大动脉和大静脉的生物组织视为多孔体。

以肾脏动脉血管铸型作为冷流体通道的框架，在框架外包覆与肾脏器官外形以及尺度相同的封闭面作为物理模型。在离体肾脏冷灌注过程中，低温液体由动脉进入、静脉流出。该热质传递过程属于非稳态传热和流动过程。一定速度的低温液体经动脉以及多孔介质渗流，最后汇集至静脉流出。液体的流动采用非线性流体力学模型，微毛细血管组织的传热用多孔介质能量方程来描述。

一、肾器官物理模型的建立及网格划分

由于生物器官本身固有的复杂形状，建立基于解剖数据的物理模

型难度较大。鉴于先前积累的经验，将根据血管铸型统计血管的分布情况，并将其转换为计算机可识别的数字模型来进行肾脏器官物理模型的重构。

通过实验获得（已修剪过）猪肾脏血管铸型，其中蓝色为静脉血管，红色为动脉血管（图10-4）。肾脏血管包括动脉血管、静脉血管和毛细血管，动脉与静脉在末端位置由毛细血管连接。根据计算经验保留尺度相对较大的血管，以构建肾脏的血管树，统计出血管长度、直径以及位置，构建出肾脏内部动脉与静脉的三维结构。根据血管树坐标定位（图10-5），选择有代表性的点（转折点、分支点、变径点等），读取这些点的 x、y、z 坐标值得到血管结构（图10-6）。

网格的划分是区域离散化的过程，把大空间划分成许多小单元体，并确定每个区域中的节点。网格生成后，对控制方程进行离散化处理，将偏微分方程转化为节点上的代数方程组。肾脏表面形状不规则，内部的动、静脉血管直径变化较大。从血管的整体形态来看，肾脏血管呈错综复杂的树状结构，基于该结构特点，选择非结构网格进行划分。非结构网格对内部结构比较复杂且变化强烈的模型的分析具有实用性。

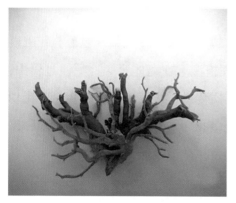

图10-4　肾脏动静脉血管树

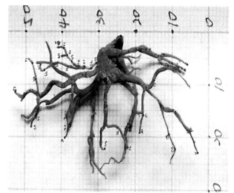

图10-5　描点法生成血管树

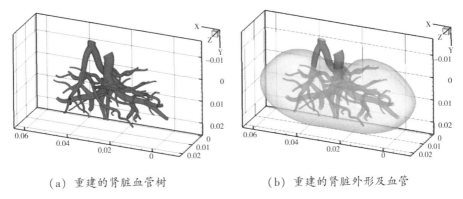

（a）重建的肾脏血管树　　　（b）重建的肾脏外形及血管

图 10-6　肾脏物理模型

二、计算模型及边界条件

肾脏器官具有三个基本功能：①生成尿液，过滤、排泄代谢产物。机体在新陈代谢过程中产生的多种废物，通过肾小球过滤、肾小管分泌，随尿液排出体外。②维持体液平衡及体内酸碱平衡。肾脏通过肾小球的滤过，肾小管的重吸收和分泌功能，维持内环境的稳定。③内分泌功能。肾动脉既是肾的营养血管也是肾的功能血管，直径较粗。肾动脉在肾内形成毛细血管网，构成肾小球，其主要机能是滤出原尿，动静脉间毛细血管包绕在肾小管等结构的周围起营养作用，最后汇聚于肾静脉流出。前已述及，生物组织动、静脉之间的连接是毛细管簇（网），毛细血管基本属于微米级并与生物组织交织在一起，所以在模拟计算中，可以近似视为多孔介质，采用多孔介质模型进行计算。

王补宣[3]指出生物组织是由细胞构成的多孔体骨架，而血管和淋巴管则构成了血液等体液的通道。生物体并不完全等同于非生物多孔体，生物体微元组织内血液流向不固定，血液流速的分布不连续，而且血液具有非牛顿流体特征，不满足通常渗流的达西（Darcy）定律。此外，生物组织中的能量和质量交换非常复杂，物质种类繁多，且以生化反应为主，而且受环境的刺激和意识的影响。肾脏冷灌注过程不同于肾脏内部的血液循环，需对肾脏组织中的毛细血管做如下假设：①在不包含 3 级动、静脉血管的微元体中，毛细血管簇在组织中表现出各向异性，在整体上可视为均匀分布。②组织热物性不受温度影响。③因温度下降，新陈代谢反应速率减慢，可忽略新陈代谢反应。④不考虑骨架组织可能发生的形变，低温保护液被认为是不可压缩的。⑤采用自然（垂直）重力灌注，器官保护液流速为 0.05 m/s，液体在肾脏组织内的流动为层流。基于以上假设，可认为保护液在毛细血管内的流动遵循 Darcy 定律。

肾脏内部血管分布复杂，血管等级不同，管径相差较大，为方便计算，将肾脏冷灌注模型简化为 2 个部分，即大血管内的低温流动用管内非线性流动模型描述，微毛细血管内的流动与换热用多孔介质传热模型来描述。动脉血管与静脉血管通过微毛细血管簇连通，灌注过程形成一个闭合系统。

连续方程为：

$$\frac{\partial}{\partial x_i}(\rho u_i) = 0 \tag{10-1}$$

动量守恒方程为：

$$\frac{\partial}{\partial t}(\rho u_i) + \frac{\partial}{\partial x_j}(\rho u_i u_j) = -\frac{\partial P}{\partial x_i} + \frac{\partial}{\partial x_j}\left[\mu\left(\frac{\partial u_i}{\partial x_j}\right)\right] \tag{10-2}$$

能量守恒方程为：

$$\frac{\partial}{\partial t}(\rho T) + \frac{\partial}{\partial x_i}(\rho u_i T) = \frac{\partial}{\partial x_i}\left[\frac{k}{c_p}\left(\frac{\partial T}{\partial x_i}\right)\right] \tag{10-3}$$

肾脏组织冷灌注过程的边界条件采用速度入口和压力出口边界条件，血管树和肾脏表面采用壁面边界条件。其中，动脉血管入口处给定速度边界条件，速度值依据实验条件确定。静脉出口位置的压力条件指计算开始前出口的静压力，设置为 0。对于血管树的壁面，在模拟过程中认为是无滑移边界条件。此时计算的是瞬态温度分布，在计算前需要进行初始化，具体设置如下。

入口：流速 $v = 0.05$ m/s，温度 $t = 274$ K。

出口：静脉出口压力为 1 个标准大气压。

肾脏表面：对流换热系数 $h = 10$ W/(m^2·K)，空气温度 $T = 298$ K。

肾脏内部：初始化温度 $t_0 = 310$ K。

三、肾脏灌注过程温度场分析

(一) 灌注过程中肾脏表面温度场

根据灌注过程中肾器官外表面温度场随时间变化的数值模拟结果，肾脏刚离体时（图 10-7a），整体肾脏温度与腹腔温度相同，约为 310 K（37℃）。冷灌注 100 s 时（图 10-7b），肾脏外表面温度场最高温度在器官外缘，温度约为 304 K，最低温度发生在动脉入口周围，约为 277 K。当灌注至 150 s 时（图 10-7c），肾脏外表面的最高温度和最低温度分别为 286 K 和 275 K，相差 11 K。灌注至 200 s 时（图 10-7d），肾脏外表面温度已基本均匀，此时肾脏外表面温度均为 274.14 K。

肾器官在冷灌注过程中，由于肾脏内部血管的结构特征，表面温度呈现出较高的不均匀性。在灌注的初始阶段，肾外表面温度场最大温差约为 27 K。灌注至 150 s 时，肾外表面温度场最大温差降至 11 K。灌注结束时，肾脏外表面温差为 0 K。

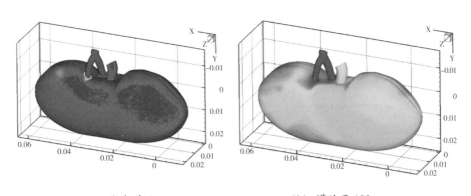

（a）0 s 尚未灌注 　　　　 （b）灌注至 100 s

图 10-7　肾器官外表面温度变化过程

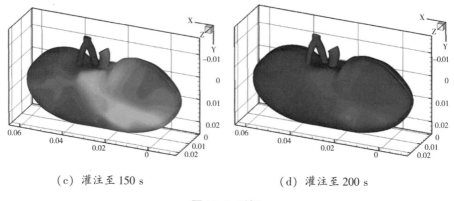

（c）灌注至 150 s　　　　　　　（d）灌注至 200 s

图 10-7（续）

（二）肾脏内部温度场

在离体肾脏的灌注过程中，肾脏从腹腔温度（37℃）逐渐下降到接近临床保存温度。在此过程中，肾脏的平均温度几分钟内大约下降了 30℃，而且整个肾脏各个位置的温度变化变不均匀。红外热像仪只能摄取表面温度场，通过数值模拟可以了解肾器官内部的温度情况。图 10-8 所示为肾脏内部同一截面位置（$y = 1$ cm 处）的等温面。低温点（区域）位于血管与截面的相交面，这些区域的温度明显低于周围肾脏组织，且温度梯度大（图 10-8a、图 10-8b）。血管内低温保护液的导热作用会导致血管周围组织受到较大的热应力。随着灌注的进行，低温保护液逐渐由肾动脉进入多孔介质（毛细血管）。灌注至 100 s 时（图 10-8c），血管周围的温度梯度逐渐变小；灌注至 150 s 时（图 10-8d），等温面积不断增大，这是血管低温导热与微毛细血管向静脉渗流共同作用的结果。灌注到 200 s 后（图 10-8e、图 10-8f），肾脏内外达到均一温度，满足肾脏保存的要求。

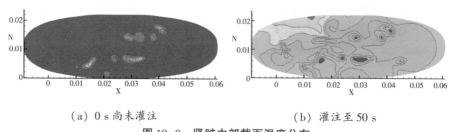

（a）0 s 尚未灌注　　　　　　　（b）灌注至 50 s

图 10-8　肾脏内部截面温度分布

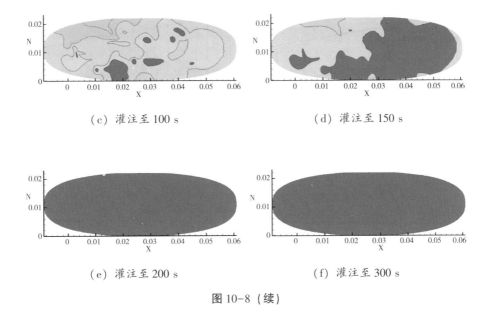

（c）灌注至 100 s　　　　　　　　（d）灌注至 150 s

（e）灌注至 200 s　　　　　　　　（f）灌注至 300 s

图 10-8（续）

(三) 肾脏内部血管温度分布

利用温度场数值模拟得到肾脏不同时刻、同一位置的血管温度分布情况（图 10-9）。每隔 50 s 记录一次，灌注时间共 300 s。这种方式可以分析同一时刻、不同位置，以及同一位置、不同时刻的温度变化特征，进而了解随着冷却时间的增加，肾脏内不同时刻、同一位置的降温特征。

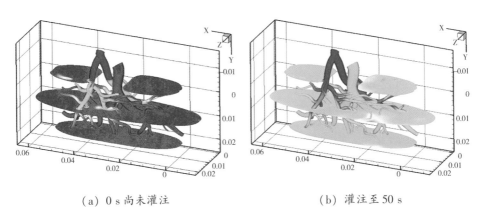

（a）0 s 尚未灌注　　　　　　　　（b）灌注至 50 s

图 10-9　不同时刻肾血管温度分布

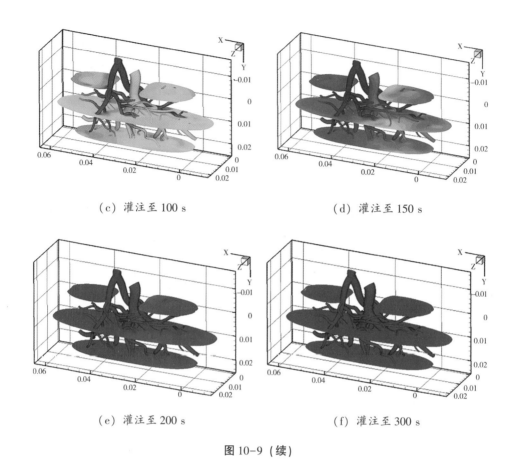

（c）灌注至 100 s　　　　　　　　　（d）灌注至 150 s

（e）灌注至 200 s　　　　　　　　　（f）灌注至 300 s

图 10-9（续）

从以上 6 幅图可以看出，在每个降温段（50 s）内，肾脏各部位的温度差别不大，均匀降温有利于移植器官的质量。

冷却液从动脉入口注入，经动脉、毛细血管（多孔介质），然后通过静脉流出。在模拟计算开始时，血管温度与组织温度一致，大约为 310 K。灌注 150 s 时，动脉和静脉血管温度显著下降，静脉部分温度变化剧烈；150 s 后，静脉、动脉温度基本保持不变。随着冷却液的持续注入，动脉血管温度急剧下降，但入口区域的温度始终低于靠近末端毛细血管部分的温度。静脉部分的温度分布较为平均，静脉温度始终高于动脉温度。

动脉入口与静脉出口处温度随时间的变化曲线如图 10-10 所示。灌注开始后，冷却液与动脉血液混合，入口处的温度从 310 K 骤降至 274.8 K，经过混合和充灌后（源源不断排出残血），入口处的温度基本稳定在274 K。静脉出口的温度均匀降低，经过300 s后，由开始的310 K降至274.9 K。与肾脏内部截面降温的过程类似，灌注开始阶段冷却液与肾脏组织的热交换幅度较大，随着灌注的进行，肾脏整体温度与冷却液温度温差逐渐缩小，肾脏组织的降温速率也逐渐变小。最终，肾脏入口和出口的温差约为1 K。

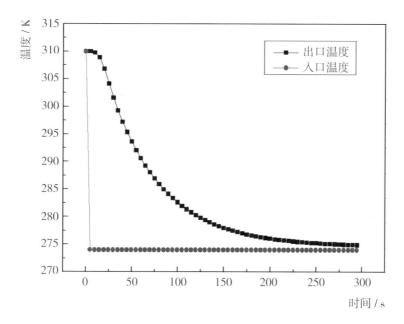

图 10-10　入口及出口温度随时间变化规律

四、冷灌注过程中的热应力场

在热结构耦合的模式下进行稳态热分析时，将肾脏组织整体视为固体，并将不同时刻的温度场作为热载荷施加在相应面上以进行热应力分析，从而模拟计算肾脏的流场-温度场-应力场[4]。在模拟计算中，组织与血管相连的面和肾脏组织表面为固定约束，设定 Y、Z 方向位移为0，设定应力为0时的基准温度为37℃。

(一) 肾脏组织内部横纵截面热应力变化分析

以肾脏表面长度和宽度方向为对称面：横截面位置 $X = 28$ mm，纵截面位置 $Y = 11$ mm。将肾脏组织平剖（图 10-11）。经模拟计算得到横截面及纵截面的热应力与热变形的分布图（图 10-12、图 10-13）。图中，空洞面积是血管与该截面的相交面。与肾脏表面在灌注过程中的热应力变化不同，在降温的开始阶段，无论是横截面还是纵截面热应力分布都极不均

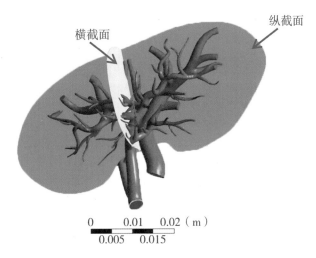

图 10-11　肾脏内部横截面与纵截面

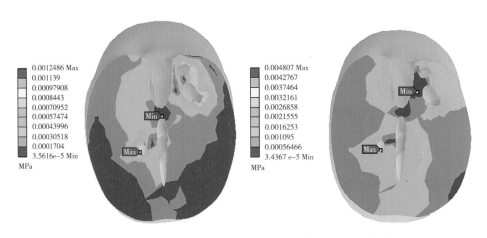

（a）灌注 10 s 时横截面热应力场　　　（b）灌注 300 s 时横截面热应力场

图 10-12　横截面热应力场及变形场

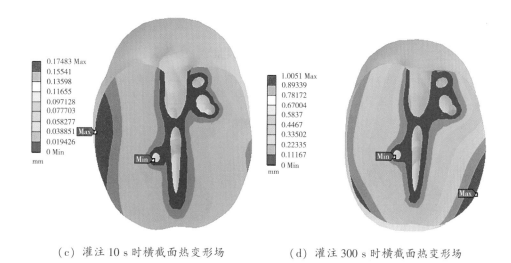

（c）灌注 10 s 时横截面热变形场　　　（d）灌注 300 s 时横截面热变形场

图 10-12（续）

匀，沿血管径向呈现逐渐减小的趋势，靠近血管的位置出现热应力最大值。同时，由于截面上多个血管的共同作用，横、纵截面的应力呈现不规则分布。随着灌注的进行，温度不断降低，热应力逐渐增大，灌注结束时的热应力达到最大值。随着灌注时间的增加，热变形也逐渐增大。

通过比较横、纵两个截面的热应力分布规律（图 10-13a、图 10-13b）可以发现，纵截面的应力梯度更大，且分布更不规律。这是因为纵截面的血管分布较为复杂，导致其温度梯度大于横截面，进而增加了纵截面热应力分布的不规则性，这表明血管分布对热应力具有重要影响。从降温过程中肾脏内部纵截面的热变形场可以看出，热变形沿肾脏 X 方向呈现出梯度变化，且靠近血管的热变形小于肾脏外缘（图 10-13c、图 10-13d）。

前已述及，热应力的最大点通常是靠近血管的点。一方面，冷却液先经过动脉，然后从静脉流出，这导致血管上的温度变化较大；另一方面，血管材料和组织材料力学参数不同，在接触面上的收缩也不一致，这导致靠近血管的点热应力最大。与热应力不同，变形最大点通常是组织表面靠近左右尖端的位置。血管壁和组织接触的面不能移动，设定为固定接触，在没有其他约束的条件下，降温过程会引起组织收缩，因此内部组织会受到周围组织的牵制拉应力。相比之下，表面组织只受到内部组织的拉应力。因此，受肾脏两端较尖形状的影响，靠近肾脏外表面尖端位置处的热变形最大。

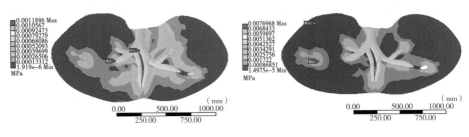

（a）灌注 10 s 时纵截面热应力场 　　　　（b）灌注 300 s 时纵截面热应力场

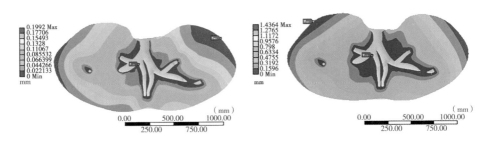

（c）灌注 10 s 时纵截面热变形场 　　　　（d）灌注 300 s 时纵截面热变形场

图 10-13　纵截面热应力场及变形场

由灌注开始 10 s、灌注结束 300 s 时截面平均热应力与平均变形随灌注时间变化的曲线（图 10-14）可知，热应力和变形均随灌注时间呈指数型增加。在灌注的开始阶段，应力和变形显著增加。随着灌注时间的延长，温度逐渐趋于一致，内部热应力和热变形不再发生明显的变化。

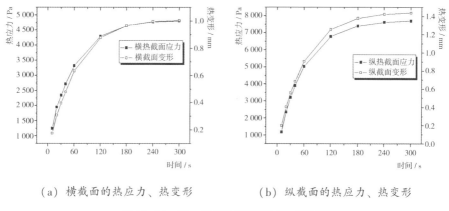

（a）横截面的热应力、热变形　　　（b）纵截面的热应力、热变形

图 10-14　横、纵截面的热应力、热变形

纵截面的热应力始终大于横截面的热应力。其中，横截面最大热应力为 4 807.0 Pa，纵截面最大热应力为 7 696.8 Pa。原因在于纵截面上的血管截面的面积明显大于横截面，并且纵截面的血管分布也更复杂。复杂的血管将增大截面的温度梯度，进而导致热应力的增加。同样，纵截面的热变形也较大，横截面最大变形量为 1.005 1 mm，纵截面最大热变形量为 1.436 4 mm。

（二）肾脏内部血管的热应力变化

由不同时刻动、静脉热应力的变化情况（表 10-1）可知，动脉的平均热应力比静脉小，且动脉热应力在 10~20 s 时增长最为显著，静脉则在 20~40 s 增长最为显著。这是因为低温液体从入口开始，需要经过肾动脉和毛细血管网才能到达肾静脉。在前 30 s 内，动脉的最大热应力大于静脉。动脉和静脉的最大热应力出现在动脉与组织相交的位置，同时血管末端的应力也较大。

表 10-1　不同时刻动、静脉热应力值

时间/s	动脉-热应力/Pa	静脉-热应力/Pa
10	1 645.3	274.4
20	2 193.8	1 305.5

（续表）

时间/s	动脉-热应力/Pa	静脉-热应力/Pa
30	2 332.1	2 100.8
40	2 449.1	2 775.2
60	2 630.6	3 843.3
180	3 015.8	6 135.4
300	3 064.0	6 423.3

本章提出了一种数值模拟方法，成功重构了肾脏三维温度场以及生物热应力场[5]，为深入了解肾脏低温保护液灌注过程中的传热特性，提供了理论与数据支持。此外，本章还对在移植器官冷灌注过程中，因温度梯度而产生的热应力等问题进行了应力与变形的耦合场研究计算，为避免灌注过程对细胞所造成损伤，提供了安全的控制方法和手段，阐明了非相变极限温度保存复杂生物组织的传热机制，揭示了冷热驱动过程中组织细胞间热质迁移的特征及规律。

需要说明的是，虽然在冷灌注过程中，因温度梯度带来的明显的生物热应力并没有对细胞造成致命的应力损伤（细胞功能活性实验），但是作为基础研究，必须对肾脏组织内部横、纵截面热应力及热变形变化进行分析。只有通过研究，才能提供理论与实验依据排除"灌注过程可能会造成细胞力学损伤"的可能性。

参考文献

[1] 刘静,王存诚.生物传热学[M].北京:科学出版社,1997.

[2] WULLF W. The energy conservation equation for living tissue[J]. IEEE transaction on biomedical engineering, 1974,21(6):159-162.

[3] 王补宣,王艳民.生物传热基本方程的研究[J].工程热物理学报,1993,14(2):166-170.

[4] 胡银平.离体生物组织冻结过程温度场和应力场数值模拟[D].重庆:重庆大学,2007.

[5] 王雅博.肾器官冰温保存及相关基础问题研究[D].天津:天津大学,2013.

第十一章　冰温技术
应用于动物肾器官保存

根据 Arrhenius 关系可知，与新陈代谢相关的化学反应速率受温度控制。组织新陈代谢率在 4℃时仅为正常体温时的 1/10，温度每降低 10℃，新陈代谢将降低 1.5~3.0 倍，在−4℃时下降到正常体温时的 1/17[1]。因此，保存温度越低越有利于生物体的长期保存。前已述及，目前非功能细胞可以实现−196℃的长期保存，但整体器官的低温保存技术相当复杂。目前的技术手段尚不能成功实现对整体器官的冻结保存，国内外也尚未见报道使用液氮保存类似心脏、肝脏或肾脏等大器官，然后进行移植成功的例子。一般而言，当保存温度低于 0℃时组织细胞会冻结，冰晶的形成和渗透压的改变会严重损伤器官的微血管及细胞膜功能。在生物组织低温保存中，除了热量传递外，还涉及质量传递，包括降温前后器官保护液化学物质的增加和减少，以及降温、复温过程中生物水的重新分布。确定多种细胞组织生存的条件，需要明确冷热扩散过程对细胞间的作用机制。

冰温，又称为非相变临界温度（生物冰点），是生物组织不产生冰晶而能够达到的最低温度。利用冰温温度保存器官或生物组织，一方面可以使细胞代谢水平降至相对最低，另一方面可以避免深低温保存引起的细胞内冰晶形成和渗透性休克等损伤[2,3]。冰温温度在理论上属于理想的器官保存温度，关键在于稳定控制保存温度，过大的温度波动将导致生物体内功能细胞的损伤或产生冰晶。本章在成功保存了鼠肾细胞、鼠肾脏器官的实验基础上，对猪肾器官离体保存 55 h 后再重新植回猪的体内，植回后肾脏恢复了正常指标。

第一节　器官的冰温保存

肾脏不是简单的细胞或组织的群集，而是复杂生物组织的集成体。肾脏自身构成一个相对独立的系统，它有特定的细胞类型和空间几何排列，细胞间质和血管的分布不均一，因此肾脏器官的冰温保存属于系统研究。与4℃保存温度相比，采用冰温保存肾器官能够使肾脏功能细胞达到更理想的保存效果。器官组织的冰温技术研究需要的活体样本数量较多，考虑到实验成本以及临床操作，先选择 SD 大鼠为研究对象。实验首先要确定大鼠肾脏相对准确的冰点温度，然后在冻结点附近进行鼠肾脏灌注、鼠肾脏的保存、保存后各项指标测定等实验。检测结果包括：各组不同保存时间段的谷草转氨酶（AST）含量，乳酸脱氢酶（LDH）含量，以及保存24 h、48 h 后细胞的凋亡指数等。通过比较各组的保存结果来确定保存器官的最佳温度。

一、鼠肾脏灌注

对活体大鼠器官进行摘取和冷灌注。将体重为 230~250 g 的健康 SD 雄性大鼠用 8 mL/kg 的 5% 水合氯醛腹腔注射麻醉。打开腹腔暴露双侧肾脏，分离、结扎并插管，采用自然重力灌注肾脏保存液（提前预冷为 0~4℃），直至肾静脉流出液变得清亮，停止灌注。用电子秤称重后放入装有 2.5 mL 肾脏保存液的无菌管中。

二、灌注后鼠肾脏冰点温度的测量

鼠肾灌注器官保护液后，用 0.1 mm 的铠装热电偶探针分别插入肾脏上下段的肾皮质和肾髓质中，然后将肾脏置于 -20℃ 的冰箱中。在此过程中，用温度巡检仪记录并绘制大鼠肾脏热电偶所在位置的降温曲线，以此推断肾脏的冰点。由于肾脏组织结构复杂、溶液组成多样，因此各部位的冰点并不一致[4]。热电偶探针测取的一处肾脏组织的降温曲线（图 11-1）显示，温度缓慢降至-4℃时，组织仍未结冰。持续降温后，冰晶开始形成，此时温度突跃升至-1℃，随后肾脏的温度随着低温环境继续下降。实验结果表明，大鼠肾脏的冰点温度是-1℃。因为-4～-1℃为过冷状态，在此温度区间内，溶液极易冻结、不稳定。相比之下，-1～0℃时溶液较为稳定。图中的灰色区域是冰温保存的安全温度范围。鉴于生物传热研究专用的冰温库控温精度为±0.1℃，因此可以认为鼠肾的最适零下非结冰保存温度为-0.8℃。

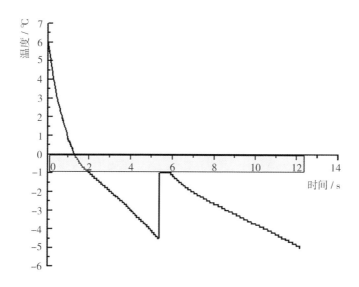

图 11-1　灌注后肾脏变温曲线

三、鼠肾脏的保存

将盛有大鼠肾脏的无菌管分为 4 组：①零下非结冰组（-0.8℃组）。②零度非结冰组（0℃组）。③对照组（4℃组）。④零下结冰组（-4℃组）。将各组（每组 12 个标本）肾脏分别按预定温度放入冰温库中保存。其中，6 个保存24 h，6 个保存48 h，保存后取 1 mL 肾脏保存液于无菌管中待检，切取肾脏的上皮组织做凋亡率检测。

四、保存后相关指标测定

保存时间达到设定的时间后，取出 1 mL 无菌管中的保存液应用生化技术分别检测组织细胞中漏出的 AST 及 LDH 含量。其中，LDH 是催化乳酸和丙酮相互转化的同工酶，属于氢转移酶，该酶存在于所有动物的组织中，以肾脏中含量较高，LDH 含量是普遍认定的衡量保存效果的生化指标。

通过分析不同温度下保存 24 h 和 48 h 保存液中细胞漏出的 LDH 含量可知，各组低温保存液中 LDH 含量随保存时间的延长而有不同程度的增加，温度越低，LDH 含量越低。例如，$-0.8℃$ 保存 24 h 后的 LDH 含量为 98.09，低于 0℃组和 4℃组。$-4℃$ 保存中，一部分样品出现冰晶，会导致肾细胞遭到破坏。经过 48 h 的保存，$-0.8℃$ 条件下保存的肾脏 LDH 含量低于 0℃和 4℃条件下的 LDH 含量（表 11-1）。

表 11-1　各组不同保存时间保存液中 LDH 含量 $(\bar{x}\pm s)$　　单位：U/L

组　别	24 h	48 h
$-0.8℃$	98.09±6.80*	257.12±12.30*
0℃	108.93±8.21	276.69±14.27
4℃	143.86±10.33▲	321.29±15.73▲
$-4℃$	113.65±37.26	215.03±44.00

注：与0℃比较，*$P<0.05$；与0℃比较，▲$P<0.01$。

与 LDH 含量的变化相似，各组低温保存液中的 AST 含量也随保存时间的延长而有不同程度的增加，温度越低 AST 含量越低（表 11-2）。例如，$-4℃$ 组在 24 h、48 h 时 AST 的含量低于 4℃组，但样本差异较大，这是由于冰晶的出现对肾脏及其细胞具有破坏作用。$-0.8℃$ 组在 24 h、48 h

时的 AST 含量均少于 0℃组和 4℃组。

表 11-2 各组不同保存时间保存液中 AST 含量 ($\bar{x}\pm s$)　　　　　单位：U/L

组　别	24 h	48 h
-0.8℃	15.30±1.18*	49.12±3.30*
0℃	17.05±1.45	54.70±2.71
4℃	23.15±1.32▲	68.24±4.67▲
-4℃	20.40±7.53	49.80±13.77

注：与 0℃比较，*$P<0.05$；与 0℃比较，▲$P<0.01$。

　　通过分析 LDH 和 AST 在不同温度保存后的含量变化可以明显看出，-0.8℃的保存效果明显优于 0~4℃的保存效果。

　　从保存后的大鼠肾脏切取 0.4 cm × 0.5 cm 组织，将其放入 4%甲醛溶液中固定。48 h 后取出组织，按脱水、透明、渗透、包埋、切片的顺序制作石蜡切片。切片分为两份，用于测定细胞凋亡率。凋亡检测结果（表 11-3）显示，随着保存时间的延长，肾细胞凋亡比逐渐增加。保存初期，凋亡细胞呈单个出现、散在分布；保存后期，凋亡细胞数量明显增加，呈局灶性分布于多个近曲或远曲小管。不同保存时间下肾脏的细胞凋亡指数显示，-0.8℃组保存 24 h、48 h 后，肾脏皮质细胞凋亡指数显著低于 4℃和 0℃保存的肾脏。

表 11-3 各组肾脏保存 24 h、48 h 后细胞凋亡指数 ($\bar{x}\pm s$)　　　　　单位：%

组　别	24 h	48 h
-0.8℃	30.2±5.3*	40.1±7.0*
0℃	31.6±4.5	41.7±6.7
4℃	36.5±4.9▲	47.1±7.6▲

注：与 0℃比较，*$P>0.05$；与 0℃比较，▲$P<0.01$。

通过测定器官保存液中 LDH、AST 的含量，以及检测各组肾脏组织细胞的凋亡率，证实了零下非结冰组（－0.8℃组）的保存质量优于其他各组。－4℃低于肾脏的冻结点温度，在理论上这个温度能够获得更好的保存效果，但是该温度下的器官保护液处于极不稳定的状态，随时有产生冰晶的可能性，所以采用－0.8℃保存具有较高的安全性。各组肾脏的细胞凋亡指数进一步证明，零下非结冰组保存除了可以进一步抑制细胞新陈代谢速率、减少势能消耗外，还可以降低细胞凋亡率。另一项实验研究也表明，冰温温度保存大鼠肾脏具有良好效果[5]。

第二节　猪肾器官自体移植

上述实验获取的生化指标显示，零下非冻结保存可以获得比 0～4℃ 保存更好的效果。然而，关于将此温度应用于肾脏器官移植手术并取得良好术后效果的案例在文献中鲜有报道。本节采用猪作为肾脏移植的实验对象，在－0.8℃ 的条件下，第一次保存了 36 h，第二次保存了 55 h。

一、肾脏冰点温度的确定

参考鼠肾冰点温度的确定方法和实验经验，获得了猪肾脏的冰点实验曲线（图 11-2）。从图中可以看出，猪肾器官的理论冰点在 －1.6℃ 左右。考虑到器官保护液的冰点温度为 －1℃，因此猪肾器官的保存温度确定为 －0.8℃。

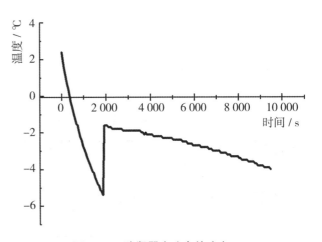

图 11-2　猪肾器官冰点的确定

二、猪自体肾移植

动物体内存在两个肾脏，每一个肾脏都能独立的工作。猪自体肾脏移植的方法包括：一是摘取一个肾脏，另一个仍保留在体内维持正常生活；二是将离体的肾脏在冰温库保存到一定时间后，再移植回自体，同时将另一个肾脏摘除，以此验证经低温保存后的肾脏功能恢复的程度。器官移植成功的关键在于避免术后出现的排异反应，而在自体器官移植中，这种问题不存在。

以 50 kg 的健康猪为实验对象，麻醉后施以常规的肾脏（左侧）摘除手术，立刻灌注预先冷却（0℃）的器官保护液，灌注量为 500 mL，将肾脏放入装有 0℃ 保护液的无菌袋内，置于−0.8℃（控温精度±0.1）的冰温库内保存。图 11-3 和图 11-4 分别表示的是肾脏的摘取和灌注过程。肾脏完成灌注后存放于天津商业大学的冰温保存箱内（图 11-5）。

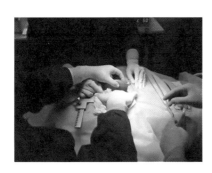

图 11-3　肾脏的摘取

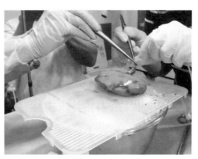

图 11-4　肾脏冷灌注

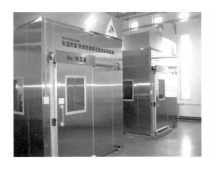

（a）冰温库外部照片

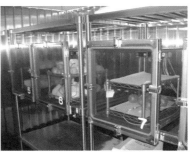

（b）冰温库内保存箱的照片

图 11-5　冰温库

三、临床移植效果

第一只猪肾脏在-0.8℃下保存36 h后移植回体内，分别在手术后1 d、2 d、4 d及7 d测量血肌酐水平。手术4 d后，肾功能检查显示血肌酐和排尿量恢复至术前水平，这表明移植试验成功。

第二只猪肾脏在-0.8℃下保存55 h后移植回体内，分别在手术后第1 d至第5 d，以及术后第7 d、14 d测量血肌酐水平。手术14 d后，血肌酐及排尿量恢复至术前水平，这再次表明了移植试验的成功（表11-4）。

表11-4　自体移植血肌酐的变化

组　别	术　前	术　后				
		1 d	2 d	4 d	7 d	14 d
No.1 猪	77.3±2.9	311.2±19.8	422.9±18.7	79.6±2.1	78.3±1.5	—
No.2 猪	77.9	1 960.0	820.0	615.0	165.3	95.5

需要强调的是，目前临床人体的肾移植手术，肾器官保存时间原则上不能超过24 h，在临床实践中尽量不能超过16 h。本项研究取得了良好的结果，这表明采用"非相变极限温度"延时保存移植器官得到了科学的验证。

参考文献

[1] SICULAR A, MOORE F. The effect of time and temperature on the survival of liver as measured by glucose oxidation rate[J]. Journal of surgical research, 1961,1:16-19.

[2] WATT S, AUSTIN E, ARMITAGE G. Cryopreservation of hematopoietic stem/progenitor cells for therapeutic use[J]. Methods in molecular biology, 2007, 368:237-259.

[3] GUIBERT E E, ALMADA L L, MAMPRIN M E, et al. Subzero nonfreezing storage of rat hepatocytes using UW solution and 1,4-butanediol. Ⅱ-functional testing on

rewarming and gene expression of urea cycle enzymes[J]. Annals of hepatology,
2009, 8(2):129-133.

[4] 李媛媛,诸凯,王雅博.肾脏热物性测量及低温下细胞形态分析[J].工程热物理学报,2011,32(7):1178-1180.

[5] 王雅博.肾器官冰温保存及相关基础问题研究[D].天津:天津大学,2013.

第十二章 动物皮肤 热力学研究

在物理热疗过程中，热量对血液流动以及热量传递特性具有重要影响。热疗过程中温度变化与血液流动的相互作用关系对于热生物治疗仪器的研发具有重要意义。这类仪器背后的基础研究，正是生物传热所涉及的内容。

激光、微波等技术的融入极大地推动了热疗医学技术的快速发展。热治疗主要指在皮肤表面以下预定深度的组织内引发热效应，在不损伤周围组织的前提下，促进局部血液循环而达到治疗目的。血液灌注量直接影响组织中的热沉积，较大的血液灌注会从受热部位带走更多的热量，从而加速热量在组织内的扩散。虽然较小的血液灌注有助于热量的沉积，但同时也更容易导致皮下组织的热损伤。量化描述皮肤的力学特性及热物性对于生物组织热质传递机制的研究具有重要意义。这包括生物组织在不同热源作用下的热响应机制[1-3]、生物传热传质模型的构建与验算，以及临床医学和生理学等相关领域的研究等。这些研究是获得生物组织温度场预测的前提和保证[4,5]。

第一节 皮肤组织力学性能研究背景

在热激励下，皮肤组织因温度变化引起的血管舒张和收缩节奏变化，会影响局部血液流量以及组织微血管的能量储备能力和反应性，这在一定程度上反映了力学因素对生物传热学的影响。热刺激可使皮肤局部血管扩张，促进血液循环，增加血流量。如果微小动脉受到热损伤，血管壁的弹性会降低，从而引起部分内壁细胞死亡，使血管壁变得凹凸不平、血流速率下降，进而影响局部的热循环。在热刺激过程中，肌肉组织及血管的机械变形造成了皮肤组织血流量的变化。

鉴于皮肤组织力学性能研究的意义和重要性，Prete 等[6-8]分别对人、鼠、猪等动物的皮肤弹性模量进行测定。结果表明，各类皮肤的弹性模量差别很大，从 0.02 MPa 到 100 MPa 不等。为了探究温度和真皮层胶原质热变性对皮肤组织力学性质的影响，卢天健等[9-11]研究了猪皮肤在不同工况下的拉压行为、黏弹性行为，详细分析了温度对皮肤组织拉伸和压缩行为影响的机理，并探讨了热损伤与皮肤压缩行为的相关性。陈刚等[12]通过循环疲劳试验，研究了平均应力和应力幅值对鼠皮棘轮特性和疲劳寿命的影响，并从能量损耗和切线模量 2 个方面展开讨论。

关于皮肤组织热物性，特别是活体生物皮肤组织热物性参数数据的研究鲜有报道。此外，由于生物个体的差异和实验技术条件不同，文献中同一数据的相互差异也很大[13,14]。尽管皮肤组织热物性的研究不多，但是皮肤的特性与血管、瓣膜等软组织有许多相似性[15]，因此可以作为参考。例如，杨昆[16]利用阶跃温升法研究了水含量和热凝固对猪肝、蛋清热导率的影响；朱肖平等[17,18]证明了定常功率平板法较瞬态探针法在测量热物性参数方面有一定的优势，在测量非生物材料的热物性领域应用广泛；刘欢等[19]基于准稳态平板法对离体猪胸主动脉的热传导率进行了研究，得到了热传导率的数据，并分析了热传导率随温度的变化特性。

第二节　小鼠皮肤组织热力学参数测定

一、实验材料

实验材料取自小鼠（无胸腺裸鼠）背部的全部皮肤，皮条平行于小鼠脊柱方向（小鼠表面无毛发）。

二、实验方法

（一）小鼠皮肤组织力学性能实验

1. 取新鲜的皮肤组织，修整成无缺陷的长条试样。使用游标卡尺（精度为 0.02 mm）量取样本中部的宽度及厚度，并将测量部位标记下来，以便实验结束时再次量取，从而减少误差。同时，将数据进行记录。

2. 将样本切片夹装到拉伸台上，加热到预定的温度，设定速度为 5 μm/s 进行拉伸实验。本实验的预定温度分别为 39℃、41℃、43℃、45℃、47℃。

3. 每组实验结束后量取样品标记部位的宽度，进行记录。

4. 利用公式计算样本的泊松比，并以图表的形式展示弹性模量。

（二）小鼠皮肤组织热学性能实验

1. 将新鲜的皮肤组织切成规则的长条试样，保持切面平整，确保不出现刀痕并且厚度均一。两片试样为一组，将热常数分析仪的探头夹在两片皮肤组织之间并压好，以确保两者有很好的接触面。

2. 将皮肤组织样本放置在恒温换热器上。固定好探头与组织的相对位置，然后插入直径为 0.1 mm 的铠装热电偶，以便能实时地观察组织内部的温度。待温度达到设定值时，用热常数分析仪测定皮肤组织的热导率及比热容，并保存数据。

3. 处理实验数据，并以图表的形式展示热导率及比热容随温度的变化情况。

三、皮肤组织加热系统

恒温加热系统由铜制加热台、精密恒温水槽、热电偶与数据采集器四部分组成（图 12-1）。将恒温水槽中的水引入铜质加热台中，待温度达到预定值并稳定一段时间后，对加热台上皮肤组织样品的热导率及比热容进行测量。

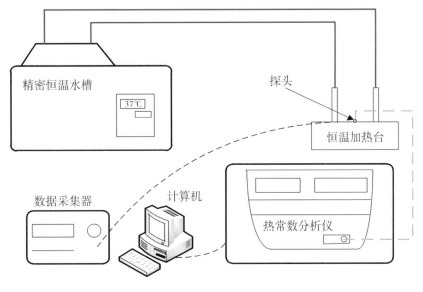

图 12-1　恒温加热系统

第三节　小鼠皮肤组织热力学物性变化规律

一、小鼠组织力学参数变化规律

通过不同温度下小鼠皮肤组织的弹性模量、泊松比可知，41℃、47℃时的应力（σ）–应变（ε）曲线近似为线性（图 12-2）。

采用最小二乘法获得应力随应变的拟合函数关系式，拟合曲线的斜率即为小鼠皮肤组织的弹性模量。通过小鼠皮肤的弹性模量随温度的变化趋势可知，小鼠皮肤组织的弹性模量与温度有关，且随温度的升高而逐渐减小（图 12-2）。在相关文献中，通过皮肤的单轴拉伸试验[20]、双轴拉伸试验[21,22]，以及皮肤热损伤试验[10]可以观察到热处理能够提高软组织的延展性。在拉伸过程中，可以通过测量小鼠皮肤组织拉伸过程中长、宽的变化，来判断不同温度下小鼠皮肤组织泊松比的变化趋势。小鼠皮肤组织的泊松比与温度有关，随着温度的升高而逐渐减小，最后趋于平稳。

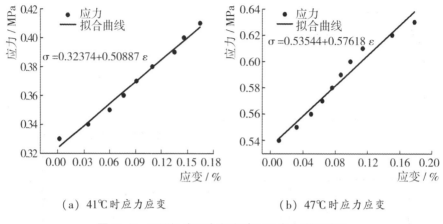

（a）41℃时应力应变　　　　　　　（b）47℃时应力应变

图 12-2　不同温度下小鼠皮肤组织应力应变关系

文献研究[9,10,23]表明，上述现象的出现可能有以下原因：①皮肤组织中胶原蛋白分子的相互交联、拉伸和滑移，以及胶原蛋白纤丝的滑移。随着温度的升高，胶原蛋白从一种高度组织化的结晶结构转变为一种无规则的凝胶状态，从而导致弹性模量及泊松比的降低。试验中拉伸方向与胶原质和弹性蛋白纤维的主要取向平行。②脱水作用。一方面，对软组织进行加热会导致细胞间隙流体向内或向外流动[24]，这种脱水作用会使皮肤组织的刚度增加[25]；另一方面，加热则会使刚度降低，这两个相交的作用，使皮肤组织刚度变化逐渐趋于平缓。③细胞的生存能力。Yip 等[26]发现，纤维原细胞的生存能力对老鼠背部皮肤的力学性能影响极大。

实验仅测量了小鼠皮肤组织在 39℃、41℃、43℃、45℃、47℃下的弹性模量及泊松比，并将过程中组织温度视为恒定值，忽略了温升速率因素的影响。

二、小鼠组织热学参数变化规律

在 37~45℃的温度范围内，小鼠皮肤组织热导率随着温度的增加而缓慢增加（图 12-3），这一趋势与其他生物组织热导率随温度变化的趋势相同[27-31]；当温度高于 45℃时，热导率呈现急剧下降的趋势。这是因为组织开始失去水分，导致试样在这一温度下逐渐变干。除温度对小鼠皮肤组织热导率有直接的影响外，因温度原因导致的含水率的变化是影响组织热导率的主要原因。当皮肤组织温度高于一定值时，如果持续加热，组织持续失水会导致含水率下降，从而使组织孔隙率增加，热导下降。据此，可以推测在组织温升较高的情况下，相比于温度，含水率对组织热导率的影响更加明显。这一结论与文献[32]相同，表明组织的热物性与含水率密切相关。肌肉层和皮肤层的含水率变化范围较大（30%～70%），对导热率的影响也较大。小鼠皮肤组织比热容的变化（图 12-4）亦遵循同样的原理。

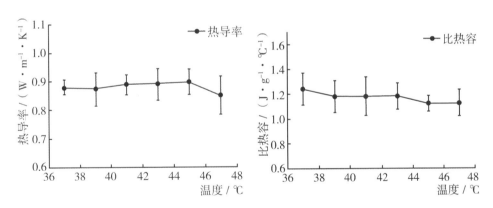

图 12-3　不同温度下小鼠皮肤组织的热导率　　图 12-4　不同温度下小鼠皮肤组织的比热容

　　皮肤组织在生理结构上可分为三层：表皮层、真皮层和皮下组织。不同层次的皮肤组织具有不同的生理结构及物理性质，研究皮肤组织在加热条件下不同结构的弹性模量、泊松比、断裂强度和应力—应变关系，以及导热系数、比热等热物性能参数，对于生物组织热刺激过程的传热分析及热应力分析至关重要。

参考文献

[1] THARP H S, ROEMER R B. Optimal power deposition with finite-sized, planar hyperthermia applicator arrays[J]. IEEE transactions on biomedical engineering, 1992, 39(6):569-579.

[2] TOMPKINS D T, VANDERBYR, KLEIN S A, et al. Effect of interseed spacing, tissue perfusion, thermoseed temperatures and catheters in ferromagnetic hyperthermia: results from simulations using finite element models of thermoseeds and catheters[J]. IEEE transactions on bio-medical engineering, 1994, 41(10):975-85.

[3] DIEDERICH C J, BURDETTE E C. Transurethral Ultrasound Array For Prostate Thermal Therapy: Initial Studies[J]. IEEE transactions on ultrasonics ferroelectrics and frequency control, 1996, 43(6):1011-1022.

[4] 朱光明. 生物组织传热及其若干应用研究[D]. 武汉:华中科技大学, 2004.

[5] 刘静, 张学学, 王存诚, 等. 生物热物性全参数辨识技术及其切片实验研究[J]. 应用基础与工程科学学报, 1996(3):316-323.

[6] PRETE Z D, ANTONIUCCI S, HOFFMAN A H, et al. Viscoelastic properties of skin in Mov-13 And Tsk mice[J]. Journal of biomechanics, 2004, 37(10):1491-1497.

[7] AISLING N A, KARINE B, DESTRADE M, et al. Characterization of the anisotropic mechanical properties of excised human skin[J]. Journal of mechanical behavior of biomedical materials, 2012, 5(1):139-148.

[8] KANG G, WU X. Ratchetting of porcine skin under uniaxial cyclic loading[J]. Journal of the mechanical behavior of biomedical materials, 2011, 4(3):498-506.

[9] 卢天健, 徐峰, SEFFEN K A. 皮肤组织的热力学行为表征:I. 拉压行为[J]. 西安交通大学学报(医学版), 2008, 29(4):247-251.

[10] 卢天健, 徐峰. 皮肤组织压缩行为与热损伤的相关性[J]. 固体力学学报, 2009, 30(5):433-443.

[11] XU F, LU T. Introduction to skin biothermomechanics and thermal pain II[M]. Berlin:Heidelberg, 2011.

[12] 陈刚, 尤琳, 李研, 等. 小鼠皮肤的循环力学性能研究[J]. 天津大学学报(自然科学与工程技术版), 2015(5):401-408.

[13] 杨昆,刘伟,杨金国. 热凝固对生物组织热物性影响的实验研究[J]. 工程热物理学报, 2004, 25(2):314-316.

[14] 李学敏. 血管组织热物参数测试系统设计及实验研究[D]. 哈尔滨:哈尔滨工业大学,2012.

[15] FUNG Y C. Biomechanics: Mechanical Properties Of Living Tissues[J]. Journal of biomechanical engineering,1981,103(4):231-298.

[16] 杨昆. 生物组织热物理参数的测量方法及实验研究[D]. 武汉:华中科技大学, 2004.

[17] 朱肖平, 沈志强, 康青, 等. 稳态法测量导热系数装置的改进与实验数值计算方法研究[J]. 实验技术与管理, 2009, 26(11):61-63.

[18] 王强, 戴景民, COPPA P. 基于保护平面热源法的防隔热材料热物性测量[J]. 天津大学学报(自然科学与工程技术版), 2010, 43(12):1086-1092.

[19] 刘欢, 李立青, 李学敏, 等. 离体猪胸主动脉的热传导率测试及分析[J]. 生物医学工程研究, 2017, 36(1):17-22.

[20] CHEN S S, HUMPHREY J D. Heat-Induced changes in the mechanics of a collagenous tissue-Ⅱ. Stress-strain behavior of thermally contracted collagen[J]. American journal of orthodontics and dentofacial orthopedics: official publication of the american association of orthodontists, its constituent societies, and the american board of orthodontics, 2004, 126(4):518-519.

[21] WELLS P B, HARRIS J L, HUMPHREY J D. Altered mechanical behavior of epicardium under isothermal biaxial loading[J]. Journal of biomechanical engineering, 2004, 126(4):492-497.

[22] HARRIS J L, WELLS P B, HUMPHREY J D. Altered mechanical behavior of epicardium due to isothermal heating under biaxial isotonic loads[J]. Journal of biomechanical engineering, 2003, 125(3):381.

[23] FLORY P J, GARRETT R R. Phase transitions in collagen and gelatin systems1[J]. Journal of the American chemical society, 1958(18):4836-4845.

[24] HUMPHREY J D. Continuum thermomechanics and the clinical treatment of disease and injury[J]. Applied mechanics reviews, 2003, 56(2):231-260.

[25] BERT J L, REED R K. Pressure-Volume relationship for rat dermis: compression studies[J]. Acta physiologica, 2010, 160(1):89-94.

[26] YIP C P, WALKER D, FEMLUNDG, et al. Role of dermal fibroblasts in rat skin tissue biomechanics [J]. Bio-Medical materials and engineering, 2007, 17 (2):109.

[27] VALVANO J W. Tissue thermal properties and perfusion [J]. Springer netherlands, 2011.

[28] BHAVARAJU N C, CAO H, YUAN D Y, et al. Measurement of directional thermal properties of biomaterials [J]. IEEE transactions on biomedical engineering, 2001, 48 (2): 261-267.

[29] BHATTACHARYA A, MAHAJAN R L. Temperature dependence of thermal conductivity of biological tissue [J]. Physiological measurement, 2003, 24(3): 769-783.

[30] CHOI J, LUBNER S D, NATESAN H, et al. Thermal conductivity measurements of thin biological tissues using a micro-fabricated 3-omega sensor [J]. Journal of medical devices, 2013, 7(2): 020944.

[31] VALVANO J W, COCHRAN J R, DILLER K R. Thermal conductivity and diffusivity of biomaterials measured with self-heated thermistors [J]. International journal of thermophysics, 1985,6(3): 301-311.

[32] 李世刚. 人体参数差异及其对人体热舒适模型影响的研究 [D]. 上海:上海交通大学, 2012.

第十三章　血液流动在
温度场重构中的研究

　　尽管已有许多研究探讨了考虑血流效应的不同方法，但迄今鲜有全面的综述来阐述血流对生物组织温度分布的影响。因此，本章在全面了解血流对生物组织温度分布影响的基础上，提出了当前研究存在的问题，包括研究方法和影响因素等，旨在为研究者提供参考和借鉴。

　　人体的热行为在许多治疗应用中至关重要，包括高温疗法[1-3]、冷冻手术[4-7]和激光手术[8-10]。血液流动不仅是生物组织散热的主要机制，也是组织温度不均匀性的主要因素[11]。组织内的血液流动作为一种负反馈机制，将热量从组织传递出去，以实现温度的热调节[12]。1948年，Pennes方程在能量方程中增加了血液灌注项，并因其简单性成为最广泛应用的生物组织温度预测模型[13-15]。随后，发展了一系列模型来描述血流对生物热传递的影响[16,17]，这些模型已被许多研究者进行了应用和修正[18-21]。Pennes方程及其改进方程的建立是在连续介质假定的基础上发展起来的[22]。由于血液与周围组织之间存在明显的温度差，对于直径>0.2 mm的血管，将其作为血液灌注项去处理是不合理的[1,23-26]。

　　数值模拟方法提高了对带有复杂血管结构组织的温度分布预测能力[18,27,28]。然而，不同的组织在血管结构和血液灌注率方面存在一定差异。目前，许多研究人员致力于研究血管重建[29-35]、血液灌注率[36-39]和血流对组织温度的影响因素[13,40]，以提高生物组织在温度治疗过程中的效果。

第一节　含有大血管的三维温度场重建方法

由于生物系统的复杂性，目前尚无法确定哪种模型最适合描述生物组织中的热传导。借助数值模拟技术可以计算血液和组织之间的完全耦合热交换。在耦合数值模拟中，物理域被分割为灌注组织和血液流动部分。通常采用 Pennes 或改进的 Pennes 方程来模拟灌注组织区域中的热传递。假定主要血管和分叉处的血流是非稳定的，并且具有不可压缩的牛顿行为。在包含大血管的区域内，血液流动与组织间依靠对流换热的形式实现热量传递，采用质量、动量和能量守恒方程来描述血管内的热量及流动特性。为简化计算，有时会直接在血液和组织之间的界面上施加热传递系数，或者将血管视为具有大血液灌注率的组织。此外，还可以通过计算组织–血液界面的努塞尔数来评估血管的传热特性，而非采用完全共轭的方法。

一、生物组织的血液灌注率变化规律

微循环指从微动脉到微静脉之间的血液循环，通常被称为灌注项，定义为单位组织体积内的血流速率[36]。灌注在身体局部的热量传递中起着重要作用。多年来，人们一直尝试采用无创的方式进行血液灌注的测量，并形成了几种有效的方法[41-54]。其中，Liu 和 Xu[36]将正弦加热应用于生物体，然后监测皮肤表面的温度响应。通过这一响应，应用数值方法计算组织中的 Pennes 生物热传递方程，以估算血液灌注率。Micintosh 等[55]试图建立包括血液灌注率在内的不同组织性质的数据库。Song 等[56]在高温疗法期间测量并获得了肿瘤组织的血液灌注率。现有研究中测量或采用的血液灌注率总结见表 13-1。不同组织中的血液灌注率差异显著。其中，骨骼和脂肪中的血液灌注率较低，肾脏中的血液灌注率最高。

表 13-1 血液灌注率

文献编号	组 织	血液灌注率/ ($mL \cdot 100 \ g^{-1} \cdot min^{-1}$)	数值范围
[4]	乳腺肿瘤	11.56, 121.33	—
[4, 13]	对照组织	1.33, 2.89	—
[13]	富含血管组织	2.67	—
[14, 101]	肝脏肿瘤	—	19.07~57.78
[15]	大腿皮肤	9.80	—
[15]	大腿脂肪	2.75-10.00	—
[15]	大腿肌肉	2.40-3.10	—
[15]	骨骼	0	—
[22]	健康肌肉组织	15.60	—
[22]	恶性肌肉病变	36.40	—
[39, 98]	乳腺脂肪	23.11, 1.04	—
[58, 60, 92-95]	肌肉	—	3.00~60.00
[58]	主动脉	481.46	—
[58, 93, 94, 99]	肝脏	—	80.00~120.00
[58]	肠道	19.26	—
[58]	膀胱	28.89	—
[60, 69, 92, 95]	皮肤表皮层	0	—
[60, 104, 105]	乳头真皮层	—	1.16~20.80
[60, 104, 105]	网状真皮层	—	1.16~20.80
[60]	皮下组织	0.58	—
[61]	舌尖	25.71±5.84	—
[61]	舌中	26.92±6.53	—
[61]	舌左侧	27.79±6.64	—
[61]	舌右侧	27.16±6.30	—
[69, 92, 95, 96]	皮肤真皮层	7.22, 2.89, 17.91	—
[69]	皮下脂肪	17.91	—
[69, 100]	肿瘤	—	5.26~306.22
[93]	脂肪	—	0~0.50

（续表）

文献编号	组 织	血液灌注率 （mL · 100 g^{-1} · min^{-1}）	数值范围
[93, 94]	肾脏	—	400.00~600.00
[93]	心脏	—	80.00~320.00
[93]	胃	—	40.00~160.00
[93]	肠道	—	40.00~160.00
[93]	结缔组织	—	0~0.50
[93]	甲状腺	—	140.00
[93]	脾脏	—	100.00~130.00
[93]	皮质	—	50.00~55.00
[93, 28]	皮肤	—	1.00~90.00
[94]	肺	19.07	—
[96]	皮下皮肤层	2.89	—
[100]	对照组织	—	5.78~57.78
[101]	小鼠爪	5.03×10^4, 3.87×10^4	—
[102]	肝组织	—	$69.33 \sim 10^4$
[102]	前列腺	—	5.78~28.89
[103]	皮肤表面	—	0~57.78

对正常组织进行加热，将提高血液灌注率，加速生物组织中的热量传递过程。如何合理地反映温度变化对血液灌注率的影响，是生物传热研究中的重要课题。Kumar 等[57]研究了皮肤组织中温度分布随着血液灌注率的恒定、线性和指数变化而变化的情况，并发现具有指数变化的血液灌注率的生物热传递模型最符合实验数据。Lang 等[58]提出了一种温度依赖的血液灌注率模型（表 13-2），考虑了过高温度引起的热损伤或血液瘀滞可能导致血液灌注的中断。Abraham 等[59]结合 Henriques-Moritz 热损伤积分模型，建立了血液灌注模型。Schut 等[60]展示了皮下组织的血液灌注率。Xie 等[61]展示了舌尖、舌中部、舌左侧、舌右侧的灌注率。温度及空间相关的

血液灌注率汇总在表 13-2 中。由表可知，血液灌注率很大程度上取决于患者的心脏状态和运动状态，这使血液灌注率的评估变得困难。

二、血管重构方法

在进行数值模拟之前，首先要建立嵌入组织中的血管网络的结构。随着生物传热学的发展，血管建构的形式逐渐从简单变为复杂。在一些论文中，研究者将一个简单的大血管嵌入组织中以研究血流对血管重构的影响。然而，组织中的血管网络具有复杂的树状结构，因此血管重建过程非常困难[62-65]。根据形态学研究，血管树中每个分叉点的分支数几乎都为两个[66]。血管网络的分形结构从一个单一血管开始，然后分为两段，直至血管网络末端[67]，这是建立血管物理模型常用的方法。多级 Y 型分叉是生物组织数值模拟中最常用的血管结构。在重建血管之前，应确定两个血管的直径、长度和夹角。通常，Murray 定律是确定血管直径的最流行方法[4,5,13,68,69]，该定律规定母血管半径的立方等于子血管半径的立方和[70]（表 13-3）。为了表征每个分支的长度，通常定义了两个连续分叉级别上长度和直径比的比率[5,44,45,67,71,72]。

对于两个分支的夹角，通常会设定一些固定的角度，例如 75°[67,68] 或 90°[13,67]。直角结构（90°）通常用于构建复杂分支。在这种情况下，所有血管都是沿着三个笛卡尔坐标轴之一平行的直线段[44,45,67,68,71,72]。一些文献中两个分支的非对称分叉角度[4,13] 遵循 Zamir 等提出的确定方法[66,73]。一般认为血管为圆形，但是为了降低网格生成的难度，常常采用方形血管[44,45,71]。表 13-3 列出了血管网络典型重建方法的详细信息。

上述分形理论发展的物理血管仅提供了参数变化的定性规律，对于实际血管的详细几何信息匮乏，在临床上并不实用。因此，在生物组织内的温度场预测中也会采用基于患者的影像数据导出的模型，以提供详细的血流动力学特征。解决这一问题的常见方法包括使用来自磁共振成像（MRI）[4,29,30] 和计算机断层扫描（CT）[31-34] 以及相位对比 MRI 方法[74-76] 的

表 13-2 血液灌注率求解方法总结

参考文献	血液灌注率描述	备 注
[57]	$$\omega_b(T) = \omega_0 f\left(\frac{T-T_0}{T_0}\right) = \omega_0 \times \left\{ a_1 + a_1 \left[\begin{array}{c} a_1 e^{a_2\left(\frac{T-T_0}{T_0}\right)} \\ a_2\left(\frac{T-T_0}{T_0}\right) \end{array}\right] \right\}^{a_1} \quad (13\text{-}1)$$ 其中，ω_0 为参考血液灌注率，T_0 为参考温度，a_1 和 a_2 为血液灌注常数。本文中，a_1 分别为 0.75, 1.15, 2.15, a_2 分别为 0.50, 1.00, 1.50	温度分布随血液灌注率的恒定、线性和指数变化。在三种条件下，皮肤组织的温度呈波动分布。当灌注率恒定时，温度波动幅度最大，指数型最小，线性型介于两者之间
[58]	$$\omega_{muscle} = \begin{cases} 0.45+3.55exp\left(-\dfrac{(T-45.0)^2}{12.0}\right), & T \leq 45.0 \\ 4.00, & T > 45.0 \end{cases} \quad (13\text{-}2)$$ $$\omega_{fat} = \begin{cases} 0.36+0.36exp\left(-\dfrac{(T-45.0)^2}{12.0}\right), & T \leq 45.0 \\ 0.72, & T > 45.0 \end{cases} \quad (13\text{-}3)$$ $$\omega_{tumor} = \begin{cases} 0.833, & T \leq 0 \\ 0.833-(T-37.0)^{4.8}/5.438E+3, & 37.0 \leq T \leq 42.0 \\ 0.416, & T > 42.0 \end{cases} \quad (13\text{-}4)$$	对于健康组织（肌肉和脂肪），假设血液灌注率随温度在 37~45℃ 时，呈现包括高斯曲线的 S 形描述。血液灌注率随温度的增加而增大。45℃ 以上，血液灌注率保持不变。脂肪组织比肌肉组织的血液灌注率更加稳定。肿瘤和正常组织中血管更加稳定。对热的反应通常比相应的正常组织中的血流通常比相应的正常组织少

（续表）

参考文献	血液灌注率描述	备注
[39,59,98]	$$\omega_b(t) = \begin{cases} \omega_{b,0}, & \Omega(t) \leq 0 \\ \omega_{b,0}[1+25\Omega(t)-260\Omega^2(t)], & 0<\Omega(t)\leq 0.1 \\ \omega_{b,0}\{\exp[-\Omega(t)]\}, & \Omega(t)\geq 0.1 \end{cases} \quad (13-5)$$ 其中，$\Omega(t)$ 是组织损伤积分，$\omega_{b,0}$ 表示初始血液灌注率	血液灌注率随着热损伤的程度变化，由方程（13-5）定义
[60，100]	$$\omega_b(t) = \begin{cases} \omega_{b,0}(30DS+1), & DS\leq 0.02 \\ \omega_{b,0}(-13DS+1.86), & 0.02<DS\leq 0.08 \\ \omega_{b,0}(-0.79DS+0.884), & 0.08<DS\leq 0.97 \\ \omega_{b,0}(-3.87DS+3.87), & 0.97<DS\leq 1 \end{cases} \quad (13-6)$$ 其中，DS 表示瘀滞或血管疗程程度，代表肿瘤血管的损伤，$\omega_{b,0}$ 为 $t=0$ 时刻的初始血液灌注率	血液灌注率随着热损伤或瘀滞程度变化。通过在每个时间间隔计算血管淤塞，血液灌注率随时间变化
[37]	$$\omega_b = \begin{cases} 0.004\ \text{mL/s/mL}, & x\leq 0.007\ 5\ \text{m} \\ 0.02\ \text{mL/s/mL}, & x>0.007\ 5\ \text{m} \end{cases} \quad (13-7)$$ $$\omega_b = \begin{cases} 0.000\ 2\ \text{mL/s/mL}, & x\leq 0.007\ 5\ \text{m} \\ 0.02\ \text{mL/s/mL}, & x>0.007\ 5\ \text{m} \end{cases} \quad (13-8)$$	假设血液灌注在 y 方向上是均匀的，血液灌注在 x 方向上是变化的
[38]	血液灌注率随着温度增加 θ 而变化 $$\omega_b(\theta) = \omega_0(1+\omega_t\theta) \quad (13-9)$$ $$\theta = T-T_0, \quad |\theta/T_0|\ll 1 \quad (13-10)$$ 其中，T_0 是参考温度，ω_t 表示温度影响的最小值，ω_0 是参考温度 T_0 下的恒定血液灌注率	血液灌注率与温度呈线性关系

（续表）

参考文献	血液灌注率描述		备 注
[102]	$\omega_{rel} = \begin{cases} 1+30\times DS, & 0<DS\leq0.02 \\ 1.86-13\times DS, & 0.02<DS\leq0.08 \\ 0.884-0.79\times DS, & 0.08<DS\leq0.97 \\ 3.87-3.87\times DS, & 0.97<DS\leq1 \\ 0, & DS>1 \end{cases}$	（13-11）	血液灌注率随热损伤或 DS 的变化而变化。与相对声吸收率相关的相对血液灌注率如方程（13-15）所示
	$\omega_{rel} = \begin{cases} 1+0.275\times t_{43}, & t_{43}\leq2\text{ min} \\ 1.733-0.0917\times t_{43}, & 2<t_{43}\leq8\text{ min} \\ 1.0274-0.0034\times t_{43}, & 8<t_{43}\leq300\text{ min} \\ 0, & t_{43}>300\text{ min} \end{cases}$	（13-12）	方程（13-11）~
	$\omega_{rel} = \begin{cases} 1, & t_{43}\leq300\text{ min} \\ 0, & t_{43}>300\text{ min} \end{cases}$	（13-13）	
	$\omega_{rel} = \begin{cases} 1, & T\leq37℃ \\ 0.12-T\times3.44, & 37<T\leq42℃ \\ 7.9-0.15\times T, & 42<T\leq46℃ \\ 4.29-0.07\times T, & 46<T\leq60℃ \\ 0, & T>60℃ \end{cases}$	（13-14）	
	$\omega_{rel} = \begin{cases} 1, & T\leq60℃ \\ 0, & T>60℃ \end{cases}$	（13-15）	

其中，ω_{rel} 表示相对血液灌注率，DS 表示血管瘀滞程度，t_{43} 表示声吸收/衰减系数

（续表）

参考文献	血液灌注率描述	备注
[106]	$\omega_{peak} = a + bT$　45℃<T<60℃　(13-16) $\omega = \exp(-\Omega)\, a + bT\left[1 - \exp\left(-\dfrac{t}{\tau_c}\right)\right]$　(13-17) 其中，ω_{peak} 表示峰值灌注率，a 和 b 是经过实验确定的系数。Ω 是损伤指数，τ_c 是时间常数	在一定温度范围内，热刺激会导致血流量增加。血液灌注与温度之间存在线性关系。随着温度的升高，血流量会减少，直至血管关闭。血液灌注与热损伤过程相关联

表 13-3　血管模型综述

物理模型构建方法	模型示意图	公式	参考文献
单根血管和双根血管包埋入乳腺肿瘤	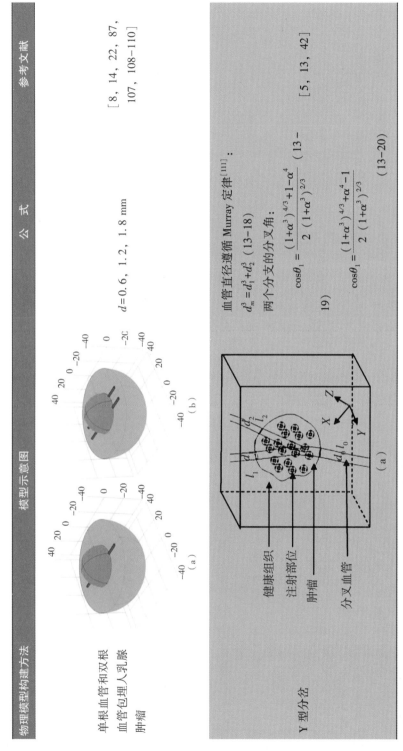 (a)　(b)	$d=0.6,\ 1.2,\ 1.8$ mm	[8, 14, 22, 87, 107, 108-110]
Y 型分岔	(a)	血管直径遵循 Murray 定律[111]： $d_m^3 = d_1^3 + d_2^3$ （13-18） 两个分支的分叉角： $$\cos\theta_1 = \frac{(1+\alpha^3)^{4/3}+1-\alpha^4}{2\,(1+\alpha^3)^{2/3}}$$ （13-19） $$\cos\theta_1 = \frac{(1+\alpha^3)^{4/3}+\alpha^4-1}{2\,(1+\alpha^3)^{2/3}}$$ （13-20）	[5, 13, 42]

图中标注：健康组织　注射部位　肿瘤　分叉血管

（续表）

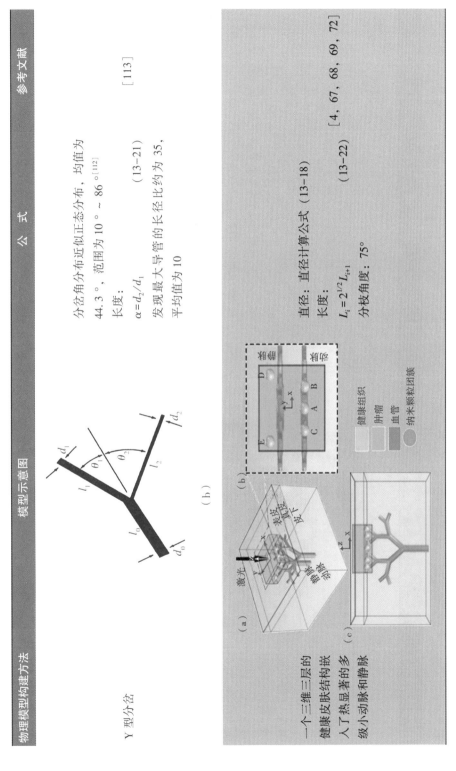

物理模型构建方法	模型示意图	公式	参考文献

Y 型分岔

分岔角分布近似正态分布，均值为 44.3°，范围为 10°～86°[112]

长度：

$$\alpha = d_2 / d_1 \qquad (13-21)$$

发现最大导管的长径比约为 35，平均值为 10

[113]

一个三维三层的健康皮肤结构嵌入了热显著的多级小动脉和静脉

直径：直径计算公式（13-18）

长度：

$$L_i = 2^{1/2} L_{i+1} \qquad (13-22)$$

分枝角度：75°

[4，67，68，69，72]

（续表）

物理模型构建方法	模型示意图	公　式	参考文献
具有 7 级逆流血管系统和嵌入肿瘤的三维三层皮肤结构		截面的长度和宽度： $$\chi = \frac{NL_{i+1}}{NL_i} = \frac{NW_{i+1}}{NW_i} = 2^{-\frac{1}{3}} \quad (i = 1, \cdots, \\ 6) \tag{13-23}$$ NL_i 和 NW_i 分别为第 i 水平血管横截面的长度和宽度 长度： 长度的计算公式与公式（13-22）相同	[44, 45, 71]

表 13-4　血管网络的典型重建方法

位　置	图　像	描　述	参　考
脑血管		采用磁共振成像（MRI）的方法拍摄医学成像数字成像和通信（DI-COM）图像，并使用开源软件包构建几何结构	[4, 29, 99]
人体主动脉弓和降主动脉	 模型1　模型2　模型3	使用螺旋 CT 扫描的图像来修改人体主动脉弓和降主动脉的模型	[31-33, 58]
左冠状动脉		使用 MIMICS 18.0 重建了基于计算机断层扫描血管造影的左冠状动脉模型，用于计算流体力学分析	[35]

数字医学图像通信文件（DICOM 文件），并使用 Sim Vascular[77]或 MIMICS 18.0[35]等软件从 DICOM 文件中制作计算机辅助设计（CAD）模型。通过上述方法，得到重建的脑血管、人体主动脉弓和降主动脉、左冠状动脉等的血管网络（表 13-4）。除此之外，还有其他关于血管解剖学的方法用于开发复杂的血管网络。例如，Wang 等[78]将通过实验方法获得的血管模型进行血管网络重建。Secomb 等[79,80]建立了小鼠肿瘤内的微血管模型，并将数据公布在互联网上公司，为血管重建提供了数据基础。

第二节　血流影响因素对生物体温度场的影响

一、血管尺寸对生物体温度场的影响

大小不一的血管系统构成了整个活体组织解剖的核心。血管的大小可能从微米到几毫米不等，本节列出了在不同组织中使用的直径。许多研究[24,26,81]表明，具有热显著性直径（>0.2 mm）的血管会影响被加热组织中的温度分布。Becker 和 Kuznetsov[82]研究发现，在有血管存在的情况下，靶区组织的热损伤更低，并且当血管直径>0.6 mm 时，冷却效果更加明显。Yue 等[13]分析了在磁流体热疗过程中肿瘤组织内不同直径分叉血管（d=3 mm，6 mm）的温度分布。结果表明，较大的血管分叉对温度分布的冷却作用显著，许多学者的研究也印证了这一结果[3,83]。

心脏以交替循环的方式射血和充血，这一过程分别称为收缩期和舒张期。动脉通过扩张和收缩来适应流量和压力条件的变化，以满足不断变化的血流动力学要求[84]。对于具有扩张或收缩壁面的血液流动，因其应用的多样性，在生物模型中引起了广泛关注[84-86]。然而，大多数文献并没有关注膨胀或收缩壁面对组织温度分布的影响。Shit 等[84]研究了在磁场环境下血液流经正弦变化的动脉段时的非稳态流动和传热特性。结果显示，努塞尔数（Nu）在收缩期随振幅增大而增大，在舒张期随振幅增大而减

小（图 13-1）。Majee 等[86]研究了在磁场作用下，具有波状壁的动脉结构和通过组织的热传递。结果表明，在血流动力学范围（0≤Ha（哈特曼数）≤1）内，动脉弹性响应越大，传热速率越快（图 13-2）。

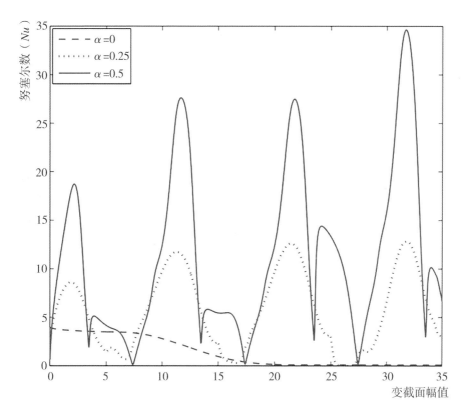

图 13-1　不同变截面幅值下努塞尔数（Nu）的变化情况

注：此时，当 $Re=300$，$Pr=25$，$t=2\alpha$ 是波状动脉壁的振幅[88]。

二、血管中逆流换热对生物体温度场的影响

动脉血管和静脉血管在组织中成对出现，血管中的逆流热交换对生物体温度场至关重要。与逆流模型[87,88]相比，单根血管模型在不均匀体的位置会产生更高的温升。Dai 等[44,45]对含多层动静脉血管埋置的皮肤在激光加热过程中的温度分布进行了一系列研究。在热疗开始时，动脉附近组织

的温度高于静脉附近组织的温度，这与动脉在热疗开始时将热量带入，静脉将热量带出相吻合。随后，由于静脉血液从热源体中吸收热量，并通过逆流热交换对组织的加热作出贡献，因此静脉附近的组织温度将高于单个动脉[2]。Paul 等[69]研究了具有逆流血管的皮肤组织的温度分布，并指出由于动脉携带着来自心脏相对较冷的血液（$T = 37℃$），静脉的冷却效果相对低于动脉。

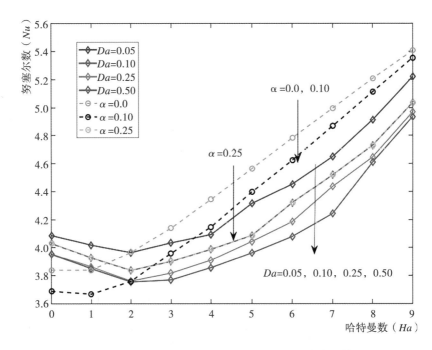

图 13-2 努塞尔数（Nu）随哈特曼数（Ha）的变化情况

注：对于不同的正弦壁面振幅 α 和多孔介质渗透率（与 Da 成正比），空间平均努塞尔数（Nu）随哈特曼数（Ha）的变化而变化。在热力学范围（$0 \leq Ha \leq 1$）内，平均传热速率随着振幅 α 的增大而增大[86]。

三、血管流速对生物温度场的影响

在考虑血流速度的影响时，大多数研究直接将血流视为在理想刚性动脉内流动的稳态血液。文献中大血管的血流速度范围为 0.034 ~ 0.63 m/s，小血管的血流速度范围为 0.000 2 ~ 0.034 m/s。研究结果表明，血管的冷却效果随着血流速度的增加而增加。相反，在冷冻手术中，生物组织的温度随着血流速度的增加而降低[67]。表 13-5 中列出了血流速度和对应的直径，以期为从事生物传热研究的科研人员提供参考。

然而，在实际的生理系统中，由于心脏泵血作用的波动，血管中的血流是脉动的[42]，通常用正弦分量和余弦分量来描述脉动流速[3,8,26]。Craciunescu 和 Clegg[89] 研究了血液流速的脉动对刚性血管内温度分布的影响，并假设入口流速是时间的简单正弦函数。结果表明，脉动的轴向速度在主动脉和大血管内产生脉动的温度变化和流动的逆转。但在该研究中，只关注了血液流动与血管壁之间的热交换，没有从整体上考虑组织与血管之间的热交换。Khanafer 等[3] 比较了生理波形和正弦波形脉动流下血管和肿瘤组织的温度分布。结果表明，正弦波形的温度低于生理波形，这是由于正弦波形的流速比生理波形的流速大。Zhang 等[42] 对比了分叉血管树中模拟的脉动血液流动和稳态层血液流动的努塞尔数，发现脉动并不能增强血液流动的传热。Yue 等[40] 数值模拟了不同血流速度波形下，血流波形对均匀加热靶组织结果的影响。Horng 等[25] 评估了肿瘤热疗过程中热显著性血管中的正弦血流对热损伤区域的影响。结果表明，在热疗过程中，脉动血流对周围组织温度分布的影响与稳定血流十分相似。因此，在评价具有热显著性血管组织的温度分布时，建议采用稳定且均匀的血流速度。

虽然本研究充分考虑了血流速度和血管直径对生物组织传热过程的影响但仍有一些问题需要进一步探讨。一方面，在热疗过程中，温度升高会引起血管舒张及血流速度增加，这一动态过程会引起热耗散发生改变。另一方面局部加热会导致血流量迅速增加至一个最初的峰值，随后出现短暂的下降，然后二次逐渐上升至平台期[90,91]。血流的峰值和平台期可能是正常生理血流量的数倍。在热疗过程中的温度预测研究中，这一现象并未被考虑。再一方面，在温度预测中会忽略动脉血管和静脉血管在结构、直径和血流速度方面的差异。

表 13-5　血管的直径和速度

参考	血管类型	来源	血管直径/mm	血流速度/(m·s⁻¹)
[2]	主动脉	狗	10.00	0.50
[2]	主动脉分支	狗	1.00	0.08
[2]	终末支	狗	0.07	0.000 7
[2]	微动脉	狗	0.02	0.003
[2]	毛细血管	狗	0.008	0.000 7
[2]	小静脉	狗	0.03	0.0007
[2]	末端静脉	狗	0.13	0.003
[2]	大静脉	狗	6.00	0.036
[2]	腔静脉	狗	12.50	0.33
[32]	大动脉	肝-人	1.50	0.13
[32]	动脉分支	肝-人	0.50	0.088
[32]	末端动脉分支	肝-人	0.30	0.066
[32]	微动脉	肝-人	0.01	0.003 7
[32]	毛细血管	肝-人	0.004	0.000 92
[32]	小静脉	肝-人	0.015	0.000 66
[32]	大静脉	肝-人	3.00	0.041
[32]	末端静脉	肝-人	0.75	0.013
[41]	动脉	四肢-狗	0.30	0.06
[43]	静脉	膝盖-人	2.00	0.08
[43]	大动脉	膝盖-人	1.50	0.10
[78]	毛细血管	肾脏-人	0.01~0.30	0.50
[81]	—	狗	0.20	0.034

（续表）

参考	血管类型	来源	血管直径/ mm	血流速度/ (m · s⁻¹)
[82]	动脉	肝脏-人	0.10~0.50	0.034~0.08
[99]	动脉	肝脏	0.072~3.00	—
[99]	门静脉	肝脏	0.10~3.80	—
[114]	股动脉	牛	8.47 ± 0.203	—
[115]	微动脉	视网膜-老鼠	0.005 8	—
[115]	小静脉	视网膜-老鼠	0.005	—
[116]	平衡血管 （动脉、小静脉 和毛细血管）	—	<0.10	<0.003
[117]	动脉	肺-人	0.025~0.30	—
[118]	小静脉毛细血管	普通真皮层	0.05	—
[119]	—	胰腺 - 人	1.00	0.10
[120]	门静脉	肝脏-人	—	0.12
[121]	动脉分支	肝脏	0.50	0.088
[121]	末端动脉分支	肝脏	0.30	0.066
[121]	终末静脉	肝脏	0.75	0.013
[121]	静脉分支	肝脏	1.20	0.015
[121]	大静脉	肝脏	3.00	0.041
[122]	—	皮肤	1.60	0.10
[123]	动静脉	真皮乳头层	0.13	0.018
[123]	动静脉	真皮乳头层	0.16	0.025
[123]	动静脉	皮下组织	0.40	0.05
[123]	动静脉	肌肉组织	0.50	0.07
[124]	动静脉	皮肤	<0.20	—
[125]	—	大脑	0.10，0.01	—
[126]	微动脉	缝匠肌-猫	0.06	0.012
[126]	毛细血管	缝匠肌-猫	0.005	0.000 2
[126]	小静脉	缝匠肌-猫	0.018	0.000 2

第三节　总　结

随着数值模拟方法的不断更新，人们得以更深入地分析生物组织与大血管之间的热交换。这一进展不仅加深了人们对生物体内热传递机制的理解，还为医学领域的多种应用提供了新的可能性。

本章对血液灌注率的重要性以及血管重建的方法进行综述，发现目前的研究主要集中在对具有简单或规则血管结构的生物组织进行耦合计算上。这些研究通常探讨了血流速度、尺寸的影响，并对血流灌注率、血管重建的方法进行综述，从而得出了一些一般性的结论。

1. 研究表明，大血管内的对流冷却会降低大血管附近的温度，这是温度不均匀性的主要来源。

2. 较大的血管和血流速度对温度分布有明显的冷却作用。在温度预测中，通常不需要考虑血流的脉动性。

目前文献得出的结论往往难以真正指导临床医疗实践，这主要是因为在温度预测过程中，真实的血管结构和血流的动态生理变化未能得到充分体现。为了克服这一问题，可以从 MRI/CT 图像或血管铸型中重建复杂血管，发展针对复杂组织的高效网格划分方法，并提高数值模拟水平。这些措施是实现在低温手术和热疗中精确温度预测的关键方向。此外，建议在组织的温度分布研究中将热坏死和组织损伤结合起来，以实现更全面地评估。综上所述，要突破这一瓶颈需要影像学、计算传热学、医学等多个学科的共同努力。

参考文献

[1] SHIH T C,KOU H S,LIN W L. The impact of thermally significant blood vessels in perfused tumor tissue on thermal dose distributions during thermal therapies [J]. International communications in heat and mass transfer,2003,30(7):975-985.

［2］ CREZEE J,LAGENDIJK J J W. Temperature uniformity during hyperthermia:the impact of large vessels［J］. Physics in medicine & biology,1992,37(6):1321.

［3］ KHANAFER K,BULL J L,POP I,et al. Influence of pulsatile blood flow and heating scheme on the temperature distribution during hyperthermia treatment［J］. International journal of heat and mass transfer,2007,50(23/24):4883-4890.

［4］ WANG Z,ZHAO G,WANG T,et al. Three-dimensional numerical simulation of the effects of fractal vascular trees on tissue temperature and intracelluar ice formation during combined cancer therapy of cryosurgery and hyperthermia［J］. Applied thermal engineering,2015,90:296-304.

［5］ CHUA K J. Fundamental experiments and numerical investigation of cryo-freezing incorporating vascular network with enhanced nano-freezing［J］. International journal of thermal sciences,2013,70:17-31.

［6］ GE M Y,SHU C,CHUA K J,et al. Numerical analysis of a clinically-extracted vascular tissue during cryo-freezing using immersed boundary method［J］. International journal of thermal sciences,2016,110:109-118.

［7］ ZHAO X,CHUA K J. Studying the thermal effects of a clinically-extracted vascular tissue during cryo-freezing［J］. Journal of thermal biology,2012,37(8):556-563.

［8］ KUMAR S,SRIVASTAVA A. Numerical investigation of the influence of pulsatile blood flow on temperature distribution within the body of laser-irradiated biological tissue phantoms［J］. International journal of heat and mass transfer,2016,95:662-677.

［9］ LIN S M,LI C Y. Analytical solutions of non-fourier bio-heat conductions for skin subjected to pulsed laser heating［J］. International journal of thermal sciences,2016,110:146-158.

［10］ PAUL A,NARASIMHAN A,KAHLEN F J,et al. Temperature evolution in tissues embedded with large blood vessels during photo-thermal heating［J］. Journal of thermal biology,2014,41:77-87.

［11］ VYAS D C M,KUMAR S,SRIVASTAVA A. Porous media based bio-heat transfer analysis on counter-current artery vein tissue phantoms:Applications in photo thermal therapy［J］. International journal of heat and mass transfer,2016,99:122-140.

［12］ STOLWIJK J A J. Mathematical models of thermal regulation［J］. Annals of the

New York Academy of Sciences,1980,335(1):98-106.

[13] YUE K,YU C,LEI Q,et al. Numerical simulation of effect of vessel bifurcation on heat transfer in the magnetic fluid hyperthermia [J]. Applied thermal engineering, 2014,69(1/2):11-18.

[14] ZORBAS G,SAMARAS T. A study of the sink effect by blood vessels in radiofrequency ablation [J]. Computers in biology and medicine,2015,57:182-186.

[15] TUNÇ M,ÇAMDALI Ü,PARMAKSIZOǦLU C,et al. The bio-heat transfer equation and its applications in hyperthermia treatments [J]. Engineering computations, 2006,23(3/4):451-463.

[16] CHATO J C. A view of the history of heat transfer in bioengineering [J]. Advances in heat transfer. Elsevier,1992,22:1-18.

[17] WULFF W. The energy conservation equation for living tissue [J]. IEEE transactions on biomedical engineering,1974 (6):494-495.

[18] ETEHADTAVAKOL M,NG E Y K. Survey of numerical bioheat transfer modelling for accurate skin surface measurements[J]. Thermal science and engineering progress,2020,20(5):100681.

[19] BHOWMIK A,SINGH R,REPAKA R,et al. Conventional and newly developed bioheat transport models in vascularized tissues:A review [J]. Journal of thermal biology,2013,38(3):107-125.

[20] NAKAYAMA A,KUWAHARA F. A general bioheat transfer model based on the theory of porous media [J]. International journal of heat and mass transfer,2008, 51(11/12):3190-3199.

[21] RAOUF I,KHALID S,KHAN A,et al. A review on numerical modeling for magnetic nanoparticle hyperthermia:Progress and challenges [J]. Journal of thermal biology,2020,91:102644.

[22] PAUL A,PAUL A. Computational study of photo-thermal ablation of large blood vessel embedded tumor using localized injection of gold nanoshells [J]. Journal of thermal biology,2018,78:329-342.

[23] KOTTE A,LEEUWEN G V,BREE J D,et al. A description of discrete vessel segments in thermal modelling of tissues [J]. Physics in medicine & biology,1996,41 (5):865.

［24］ SHIH T C,LIU H L,HORNG A T L. Cooling effect of thermally significant blood vessels in perfused tumor tissue during thermal therapy ［J］. International communications in heat and mass transfer,2006,33(2):135−141.

［25］ HORNG T L,LIN W L,LIAUH C T,et al. Effects of pulsatile blood flow in large vessels on thermal dose distribution during thermal therapy［J］. Medical physics, 2007,34(4):1312−1320.

［26］ SHIH T C,KOU H S,LIN W L. Effect of effective tissue conductivity on thermal dose distributions of living tissue with directional blood flow during thermal therapy ［J］. International communications in heat and mass transfer,2002,29(1):115−126.

［27］ ZHANG Y. Generalized dual-phase lag bioheat equations based on nonequilibrium heat transfer in living biological tissues ［J］. International journal of heat and mass transfer,2009,52(21/22):4829−4834.

［28］ HOOSHMAND P,MORADI A,KHEZRY B. Bioheat transfer analysis of biological tissues induced by laser irradiation ［J］. International journal of thermal sciences, 2015,90:214−223.

［29］ YAN S R,SEDEH S N,TOGHRAIE D,et al. Analysis and manegement of laminar blood flow inside a cerebral blood vessel using a finite volume software program for biomedical engineering ［J］. Computer methods and programs in biomedicine, 2020,190:105384.

［30］ LANTZ J,EBBERS T,ENGVALL J,et al. Numerical and experimental assessment of turbulent kinetic energy in an aortic coarctation ［J］. Journal of biomechanics,2013,46 (11):1851−1858.

［31］ MORRIS L,DELASSUS P,CALLANAN A,et al. 3−D numerical simulation of blood flow through models of the human aorta ［J］. Journal of biomechanical engineering, 2005,127(5):767−775.

［32］ PENG T,O'NEILL D P,PAYNE S J. A two-equation coupled system for determination of liver tissue temperature during thermal ablation ［J］. International journal of heat and mass transfer,2011,54(9/10):2100−2109.

［33］ KARIMI S,DABAGH M,VASAVA P,et al. Effect of rheological models on the hemodynamics within human aorta:CFD study on CT image-based geometry ［J］. Journal of non-newtonian fluid mechanics,2014,207:42−52.

［34］ ESLAMI P,TRAN J,JIN Z,et al. Effect of wall elasticity on hemodynamics and wall shear stress in patient-specific simulations in the coronary arteries［J］. Journal of biomechanical engineering,2019,142(2):024503.

［35］ ZHAO Y,PING J,YU X,et al. Fractional flow reserve-based 4D hemodynamic simulation of time-resolved blood flow in left anterior descending coronary artery［J］. Clinical Biomechanics,2019,70:164-169.

［36］ LIU J,XU L X. Estimation of blood perfusion using phase shift in temperature response to sinusoidal heating at the skin surface［J］. IEEE transactions on biomedical engineering,1999,46(9):1037-1043.

［37］ DENG Z S,Liu J. Parametric studies on the phase shift method to measure the blood perfusion of biological bodies［J］. Medical engineering & physics,2000,22(10):693-702.

［38］ LI X,LI C,XUE Z,et al. Investigation of transient thermo-mechanical responses on the triple-layered skin tissue with temperature dependent blood perfusion rate［J］. International journal of thermal sciences,2019,139:339-349.

［39］ SINGH M,SINGH T,SONI S. Pre-operative assessment of ablation margins for variable blood perfusion metrics in a magnetic resonance imaging based complex breast tumour anatomy:simulation paradigms in thermal therapies［J］. Computer methods and programs in biomedicine,2021,198:105781.

［40］ YUE K,ZHENG S,LUO Y,et al. Determination of the 3D temperature distribution during ferromagnetic hyperthermia under the influence of blood flow［J］. Journal of thermal biology,2011,36(8):498-506.

［41］ WEINBAUM S,JIJI L M. A new simplified bioheat equation for the effect of blood flow on local average tissue temperature［J］. Journal of biomechanical engineering,1985,107(2):131-139.

［42］ ZHANG Y,XIE H. The effect of a bifurcation structure on the heat transfer and temperature distribution of pulsatile blood flow［J］. International Journal of Heat and Mass Transfer,2018,118:663-670.

［43］ XUE X,HE Z Z,LIU J. Computational study of thermal effects of large blood vessels in human knee joint［J］. Computers in biology and medicine,2013,43(1):63-72.

［44］ TANG X,DAI W,NASSAR R,et al. Optimal temperature distribution in a three-dimensional triple-layered skin structure embedded with artery and vein vasculature [J]. Numerical heat transfer part A-applications,2006,50(9):809-834.

[45] ZENG X,DAI W,BEJAN A. Vascular countercurrent network for 3-D triple-layered skin structure with radiation heating [J]. Numerical heat transfer part A-applications,2010,57(6):369-391.

[46] ANDERSON G T,BURNSIDE G. A noninvasive technique to measure perfusion using a focused ultrasound heating source and a tissue surface temperature measurement [J]. Proceeding advance in measuring and computing temperatures in biomedicine,1990,147:31-35.

[47] SCOTT E P,ROBINSON P,DILLER T E. Estimation of blood perfusion using a minimally invasive blood perfusion probe [J]. ASME publications-HTD,1997, 355:205-212.

[48] O'REILLY T B,GONZALES T L,DILLER T E. Development of a noninvasive blood perfusion probe [J]. ASME publications-HTD,1996,337:67-74.

[49] MICHENER M,HAGER J M,TERRELL J P,et al. Noninvasive blood perfusion measurement with a heat flux microsensor[M]. New York:Advances in biological heat and mass transfer ASME,1991:1-8.

[50] FOUQUET Y,HAGER J,TERRELL J,et al. Blood perfusion estimation from noninvasive heat flux measurements [J]. ASME publications-HTD,1993,268:53-53.

[51] HOLTI G,MITCHELL K W. Estimation of the nutrient skin blood flow using a noninvasive segmented thermal clearance probe [J]. Non-invasive physiological measurements,1979,1:113-123.

[52] CASTELLANA F S,SKALAK R,CHO J M,et al. Steady-state analysis and evaluation of a new thermal sensor for surface measurements of tissue perfusion [J]. Annals of biomedical engineering,1983,11(2):101-115.

[53] SPILKER R L. A noninvasive technique for quantifying tissue perfusion [M]. New York:Advances in Bioengineering ASME,1984:5-6.

[54] PATEL P A,VALVANO J W,PEARCE J A,et al. A self-heated thermistor technique to measure effective thermal properties from the tissue surface [J]. 1987, 109(4):330-335.

[55] MCINTOSH R L,ANDERSON V. A comprehensive tissue properties database pro-

vided for the thermal assessment of a human at rest [J]. Biophysical reviews and letters,2010,5(3):129-151.

[56] SONG C W,LOKSHINA A,RHEE J G,et al. Implication of blood flow in hyperthermic treatment of tumors [J]. IEEE transactions on biomedical engineering,1984 (1):9-16.

[57] KUMAR D,KUMAR P,RAI K N. Numerical solution of non-linear dual-phase-lag bioheat transfer equation within skin tissues [J]. Mathematical biosciences,2017, 293:56-63.

[58] LANG J,ERDMANN B,SEEBASS M. Impact of nonlinear heat transfer on temperature control in regional hyperthermia [J]. IEEE transactions on biomedical engineering,1999,46(9):1129-1138.

[59] ABRAHAM J P,SPARROW E M. A thermal-ablation bioheat model including liquid-to-vapor phase change, pressure-and necrosis-dependent perfusion, and moisture-dependent properties [J]. International journal of heat and mass transfer, 2007,50(13/14):2537-2544.

[60] SCHUTT D J,HAEMMERICH D. Effects of variation in perfusion rates and of perfusion models in computational models of radio frequency tumor ablation [J]. Medical physics,2008,35(8):3462-3470.

[61] XIE H,ZHANG Y. Relationship between dynamic infrared thermal images and blood perfusion rate of the tongue in anaemia patients [J]. Infrared physics & technology,2018,89:27-34.

[62] QI J,LI J,ZHENG S. A mosaic structure multi-level vascular network design for skull tissue engineering [J]. Computers in biology and medicine,2019,104:70-80.

[63] GABRYŚE, RYBACZUK M, KĘDZIA A. Fractal models of circulatory system. Symmetrical and asymmetrical approach comparison [J]. Chaos solitons & fractals,2005,24(3):707-715.

[64] TAWHAI M H,BURROWES K S. Modelling pulmonary blood flow [J]. Respiratory physiology & neurobiology,2008,163(1/3):150-157.

[65] NAZEMIAN S,NABAEI M. Numerical investigation of the effect of vascular network complexity on the efficiency of cryosurgery of a liver tumor[J]. International journal of thermal sciences,2020,158:106569.

［66］ ZAMIR M. Optimality principles in arterial branching［J］. Journal of theoretical biology,1976,62(1):227-251.

［67］ SHI J,CHEN Z,SHI M. Simulation of heat transfer of biological tissue during cryosurgery based on vascular trees［J］. Applied thermal engineering,2009,29(8/9): 1792-1798.

［68］ KHADEMI R,MOHEBBI-KALHORI D,RAZMINIA A. Thermal analysis of a tumorous vascular tissue during pulsed-cryosurgery and nano-hyperthermia therapy:Finite element approach［J］. International journal of heat and mass transfer,2019,137: 1001-1013.

［69］ PAUL A,PAUL A. Thermomechanical analysis of a triple layered skin structure in presence of nanoparticle embedding multi-level blood vessels［J］. International journal of heat and mass transfer,2020,148:119076.

［70］ SHERMAN T F. On connecting large vessels to small. The meaning of Murray's law ［J］. The journal of general physiology,1981,78(4):431-453.

［71］ ORNDORFF C,PONOMAREV S,DAI W,et al. Thermal analysis in a triple-layered skin structure with embedded vasculature,tumor,and gold nanoshells［J］. International journal of heat and mass transfer,2017,111:677-695.

［72］ HUANG H W,LIAUH C T,SHIH T C,et al. Significance of blood vessels in optimization of absorbed power and temperature distributions during hyperthermia［J］. International journal of heat and mass transfer,2010,53(25/26):5651-5662.

［73］ ZAMIR M. Nonsymmetrical bifurcations in arterial branching［J］. The Journal of general physiology,1978,72(6):837-845.

［74］ MORBIDUCCI U,PONZINI R,GALLO D,et al. Inflow boundary conditions for image-based computational hemodynamics:impact of idealized versus measured velocity profiles in the human aorta［J］. Journal of biomechanics,2013,46(1):102-109.

［75］ GALLO D,SANTIS GK D,NEGRI F,et al. On the use of in vivo measured flow rates as boundary conditions for image-based hemodynamic models of the human aorta:implications for indicators of abnormal flow［J］. Annals of biomedical engineering,2012,40(3):729-741.

［76］ WEN C Y,YANG A S,TSENG L Y,et al. Investigation of pulsatile flowfield in healthy thoracic aorta models［J］. Annals of biomedical engineering, 2010, 38

(2):391-402.

[77] UPDEGROVE A,WILSON N M,MERKOW J,et al. SimVascular:an open source pipeline for cardiovascular simulation [J]. Annals of biomedical engineering, 2017,45(3):525-541.

[78] WANG Y,ZHU K,LIANG F,et al. Thermal-structure coupling simulation during ex-vivo hypothermic perfusion of kidney[J]. Applied thermal engineering,2014,67(1/2):250-257.

[79] SECOMG TW,HSU R,DEWHIRST M W,et al. Analysis of oxygen transport to tumor tissue by microvascular networks[J]. International journal of radiation oncology biology physics 1993,25:481-489.

[80] TANG Y,HE Y. Numerical modeling of fluid and oxygen exchanges through microcirculation for the assessment of microcirculation alterations caused by type 2 diabetes [J]. Microvascular research,2018,117:61-73.

[81] KOLIOS M C,SHERAR M D,HUNT J W. Blood flow cooling and ultrasonic lesion formation [J]. Medical physics,1996,23(7):1287-1298.

[82] BECKER S M,KUZNETSOV A V. Numerical modeling of in vivo plate electroporation thermal dose assessment [J]. Journal of biomechanical engineering,2006,128 (1):76-84.

[83] SHIH T C,HUANG H W,WEI W C,et al. Parametric analysis of effective tissue thermal conductivity,thermal wave characteristic,and pulsatile blood flow on temperature distribution during thermal therapy [J]. International communications in heat and mass transfer,2014,52:113-120.

[84] SHIT G C,MAJEE S. Computational modeling of MHD flow of blood and heat transfer enhancement in a slowly varying arterial segment [J]. International journal of heat and fluid flow,2018,70:237-246.

[85] SHIT G C,MAITI S,ROY M,et al. Pulsatile flow and heat transfer of blood in an overlapping vibrating atherosclerotic artery:A numerical study [J]. Mathematics and computers in simulation,2019,166:432-450.

[86] MAJEE S,MAITI S,SHIT G C,et al. Spatio-temporal evolution of magnetohydrodynamic blood flow and heat dynamics through a porous medium in a wavy-walled artery [J]. Computers in biology and medicine,2021,135:104.

［87］TANG Y, FLESCH R C C, JIN T. A method for increasing the homogeneity of the temperature distribution during magnetic fluid hyperthermia with a Fe-Cr-Nb-B alloy in the presence of blood vessels ［J］. Journal of magnetism and magnetic materials, 2017, 432: 330-335.

［88］HUANG H W, LIN W L, MOROS E G. A robust power deposition scheme for tumors with large counter-current blood vessels during hyperthermia treatment ［J］. Applied thermal engineering, 2015, 89: 897-907.

［89］CRACIUNESCU O I, CLEGG S T. Pulsatile blood flow effects on temperature distribution and heat transfer in rigid vessels ［J］. Journal of biomechanical engineering, 2001, 123(5): 500-505.

［90］WIDMER R J, LAURINEC J E, YOUNG M F, et al. Local heat produces a shear-mediated biphasic response in the thermoregulatory microcirculation of the Pallid bat wing ［J］. American journal of physiology-regulatory integrative and comparative physiology, 2006, 291(3): R625-R632.

［91］CHARKOUDIAN N. Skin blood flow in adult human thermoregulation: how it works, when it does not, and why［J］. Mayo clinic proceedings, 2003, 78(5): 603-612.

［92］ZOLFAGHARI A, MAEREFAT M. A new simplified thermoregulatory bioheat model for evaluating thermal response of the human body to transient environments ［J］. Building and environment, 2010, 45(10): 2068-2076.

［93］WERNER J, BUSE M. Temperature profiles with respect to inhomogeneity and geometry of the human body ［J］. Journal of applied physiology, 1988, 65(3): 1110-1118.

［94］NG E Y K, JAMIL M. Parametric sensitivity analysis of radiofrequency ablation with efficient experimental design ［J］. International journal of thermal sciences, 2014, 80: 41-47.

［95］DIXIT A, GADE U. A case study on human bio-heat transfer and thermal comfort within CFD ［J］. Building and environment, 2015, 94: 122-130.

［96］ZHANG L, DAI W, NASSAR R. A numerical method for optimizing laser power in the irradiation of a 3-D triple-layered cylindrical skin structure ［J］. Numerical heat transfer part A-applications, 2005, 48(1): 21-41.

［97］LIU Z, LOBO S M, HUMPHRIES S, et al. Radiofrequency tumor ablation: insight into improved efficacy using computer modeling [J]. American journal of roentgenology,2005,184(4):1347-1352.

[98] SINGH S,BHOWMIK A,REPAKA R. Thermal analysis of induced damage to the healthy cell during RFA of breast tumor [J]. Journal of thermal biology,2016,58: 80-90.

[99] HE Z Z,LIU J. A coupled continuum-discrete bioheat transfer model for vascularized tissue [J]. International journal of heat and mass transfer,2017,107:544-556.

[100] SONI S,TYAGI H,TAYLOR R A,et al. The influence of tumour blood perfusion variability on thermal damage during nanoparticle-assisted thermal therapy [J]. International journal of hyperthermia,2015,31(6):615-625.

[101] WANG Y,MU L,HE Y,et al. Heat transfer analysis of blood perfusion in diabetic rats using a genetic algorithm [J]. Microvascular research,2020,131:104013.

[102] PRAKASH P,DIEDERICH C J. Considerations for theoretical modelling of thermal ablation with catheter-based ultrasonic sources:Implications for treatment planning,monitoring and control [J]. International journal of hyperthermia,2012,28 (1):69-86.

[103] JEON B J,CHOI H G. Numerical analysis for the conjugate heat transfer of skin under contrast therapy [J]. International journal of heat and mass transfer,2015, 86:388-396.

[104] OKABE T,FUJIMURA T,OKAJIMA J,et al. Non-invasive measurement of effective thermal conductivity of human skin with a guard-heated thermistor probe[J]. International journal of heat and mass transfer,2018,126:625-635.

[105] ÇETINGÜl M P,HERMAN C. A heat transfer model of skin tissue for the detection of lesions:sensitivity analysis [J]. Physics in medicine & biology,2010,55(19): 5933.

[106] KIM B M,JACQUES S L,RASTEGAR S,et al. Nonlinear finite-element analysis of the role of dynamic changes in blood perfusion and optical properties in laser coagulation of tissue [J]. IEEE journal of selected topics in quantum electronics, 1996,2(4):922-933.

[107] HUANG H W,LIAUH C T,HORNG T L,et al. Effective heating for tumors with thermally significant blood vessels during hyperthermia treatment [J]. Applied

thermal engineering,2013,50(1):837-847.

[108] TANG Y,JIN T,FLESCH R C C. Effect of mass transfer and diffusion of nanofluid on the thermal ablation of malignant cells during magnetic hyperthermia [J]. Applied mathematical modelling,2020,83:122-135.

[109] SOLOVCHUK M A,SHEU T W H,LIN W L,et al. Simulation study on acoustic streaming and convective cooling in blood vessels during a high-intensity focused ultrasound thermal ablation [J]. International journal of heat and mass transfer, 2012,55(4):1261-1270.

[110] KENGNE E,LAKHSSASSI A,VAILLANCOURT R. Temperature distributions for regional hypothermia based on nonlinear bioheat equation of Pennes type:dermis and subcutaneous tissues [J]. Applied Mathematics,2012,3(3):217-224.

[111] MURRAY C D. The physiological principle of minimum work:I. The vascular system and the cost of blood volume [J]. Proceedings of the national academy of sciences of the united states of america,1926,12(3):207.

[112] DING Z,BIGGS T,SEED W A,et al. Influence of the geometry of the left main coronary artery bifurcation on the distribution of sudanophilia in the daughter vessels [J]. Arteriosclerosis thrombosis and vascular biology,1997,17(7):1356-1360.

[113] Zamir M. Arterial bifurcations in the cardiovascular system of a rat [J]. The jounal of general physiology,1983,81(3):325-335.

[114] HUAN L,LIQING L,WENQIANG C. An in vitro study of thermal conductivity and thermal diffusivity in a bipolar vessel sealing modality [J]. Procedia CIRP,2020,89:207-213.

[115] GANESAN P,HE S,Xu H. Development of an image-based network model of retinal vasculature [J]. Annals of biomedical engineering,2010,38(4):1566-1585.

[116] BAISH J W,AYYASWAMY P S,FOSTER K R. Heat transport mechanisms in vascular tissues:a model comparison [J]. Journal of biomechanical engineering, 1986,108(4):324.

[117] HORSFIELD K. Morphometry of the small pulmonary arteries in man [J]. Circulation research,1978,42(5):593-597.

[118] LI D,WANG G X,HE Y L,et al. A three-temperature model of selective photothermolysis for laser treatment of port wine stain containing large malformed blood

vessels [J]. Applied thermal engineering,2014,65(1/2):308-321.

[119] DENG Z S,LIU J. Numerical study of the effects of large blood vessels on three-dimensional tissue temperature profiles during cryosurgery [J]. Numerical heat transfer part A-Applications,2006,49(1):47-67.

[120] DUGHIERO F,CORAZZA S. Numerical simulation of thermal disposition with induction heating used for oncological hyperthermic treatment [J]. Medical and biological engineering and computing,2005,43(1):40-46.

[121] MOHAMMADPOUR M,FIROOZABADI B. High intensity focused ultrasound (HIFU) ablation of porous liver:Numerical analysis of heat transfer and hemodynamics [J]. Applied thermal engineering,2020,170:115014.

[122] GHEFLATI B,NAGHAVI N. Computational study of nanoparticle assisted hyperthermia in tumors embedded with large blood vessels [J]. International journal of heat and mass transfer,2020,151:119415.

[123] BHOWMIK A,REPAKA R,MISHRA S C. Thermographic evaluation of early melanoma within the vascularized skin using combined non-Newtonian blood flow and bioheat models [J]. Computers in biology and medicine,2014,53:206-219.

[124] LEE S L,LU Y H. Modeling of bioheat equation for skin and a preliminary study on a noninvasive diagnostic method for skin burn wounds [J]. Burns,2014,40(5):930-939.

[125] RÜHM A,GÖBEL W,SROKA R,et al. ICG-assisted blood vessel detection during stereotactic neurosurgery:simulation study on excitation power limitations due to thermal effects in human brain tissue [J]. Photodiagnosis and photodynamic therapy,2014,11(3):307-318.

[126] POPEL A S,JOHNSON P C. Microcirculation and hemorheology [J]. Annual review of fluid mechanics,2005,37(1):43-69.

附　录

现代自然科学研究离不开先进的仪器设备，生物传热在工程热物理领域中虽然属于小众学科，但近 30 年的发展却很快，其中现代测试仪器所起到的作用不可忽视。本章将对生物传热课题研究所涉及的仪器进行介绍，旨在为从事此方面研究的工作者在选择实验室设备时提供参考。

一、红外热像仪

红外热像仪（infrared thermovision）自 20 世纪 80 年代初在国内多个领域得到了广泛应用。该仪器的特点为：①非接触式测温，即不会影响被测物体原有的温度分布。②与热电偶或光学温度计等仅能测定有限个点的温度不同，红外热像仪测定的是被测对象表面的整体温度分布，这在实际应用中具有极高的应用价值。对于红外热像仪详细的原理与构造本章不做赘述，只注重介绍一些重要的仪器参数。

国内于 20 世纪 80 年代初正式购置瑞典生产的 AGA-780/782 型红外热像仪（Thermo Vision）。其主要技术指标是：像素为 480 × 240，温度分辨率（热灵敏度）为 0.1℃，空间分辨率为 1.0 毫弧度，测温范围为 1 000 K，可见视场为 25 μm，能够测量微小温度场。

随着科技的发展，红外热像仪的测试技术也在不断更新。目前，除了多个国外进口仪器外，国内也有多家公司生产，且技术指标表现良好。建议的性能指标包括：像素为 640 × 480（普通热像仪的 4 倍），温度分辨率<0.05℃，空间分辨率<1.0 毫弧度，可以观察及分辨更小的视场。在生

物传热研究中，要求红外热像仪测温范围不宜过宽，以提高测量准确性。

红外热像仪应定期标定，因为仪器接收的是红外光信号，这些信号与温度之间的关系通过一套预先标定好的测温曲线来确定，随着时间的延长，标定曲线会产生漂移。

值得注意是：①生物传热所研究的对象通常涉及小温差传热，因此仪器的指标测温范围可能过宽。在必要时，需通过厂商（或自己）专门另行标定。②仪器本身的成像速度，也称帧频（frames per second，FPS），指热成像仪 1 s 内能够完成图像拍摄、处理、显示的数量。传感器响应越快，实现的帧频也越大。

在生物传热实验中，许多"热"状态都具有一闪即逝的特点，因此必须要以极快的速度捕捉。例如，舌体热像的拍摄要尽量符合中医舌诊"骤然一望"的要求，因为舌体伸出时间过长会对观测结果产生显著影响。许多动物热疗实验都要求快速检测瞬间温度场的变化，高帧频的热像仪适合此类研究。

二、激光多普勒血流仪

多普勒血流仪根据侵入性，可分为有创多普勒血流仪和无创多普勒血流仪；根据工作原理，可分为超声多普勒血流仪和激光多普勒血流仪（laser doppler blood flowmeter）。

超声波普勒血流仪的工作原理是当超声波穿过流体时，流体中的颗粒反射回来，反射的超声波信号被接收器接收，最终通过计算反射信号的频率变化来确定流体的流速和流量。

激光多普勒血流仪的工作原理是发射激光通过光纤传输，激光束被生物组织散射后有部分光被吸收，击中血细胞的激光波长会发生多普勒频移，但静止组织的激光波长没有改变，该波长改变的强度和频率分布与被监测体积内的血细胞数量和移动速度直接相关。通过接收光纤，这些信息被记录并且转换为电信号进行分析，可以用于监测生物活体微循环系统

（毛细血管、微动脉、微静脉）的血液灌注量。

有创多普勒血流仪一般用于准确检测血流情况。以 CBI-8000 多普勒系统为例，它采用单一的超声发送和接收传感器晶体，能够监测生物体任何部位血管的血流，而不用考虑血流的方向。在测量时，将传感器晶体放置在血管表面，它会产生一种发射脉冲穿透血管壁，横贯血管内径，并作用于对侧血管壁。随后，声波反射回传感器晶体，返回信号的频率显示为一个多普勒改变（频移），该信号随着血流速度的变化而变化。所有 CBI 多普勒流量计被校准为输出每千赫兹多普勒改变产生 0.25 V 的电压。按这一比率对采集到的信号进行计算，并传送到流量计的主板进行显示和监测。

无创多普勒血流仪不需要进入身体内部，通常使用超声波或激光从体外测量血流。

三、多导生理仪

多导生理仪（multi-channel physiological instrument）是一种用于采集人体或动物多种生理信息的仪器，是目前应用较为广泛的生物检测设备。通过选择不同的放大器及相应换能器，该仪器可以进行多种生理信号的测量。在人体或动物实验中，可以同时获取心电、脑电、肌电、细胞电位、有创和无创血压、体温、肌张力、呼吸波、呼吸流速、组织血流速度、血管血流量、氧气含量、二氧化碳含量、血氧饱和度、心肌收缩等多种电信号和非电生物信号。例如，MP-100 系统是一个较为完善的数据采集系统，它包括用于获取和分析生命科学数据的软件和硬件。采集的信号不仅可以立即处理，还可以通过系统硬件进行存储，随后再利用软件系统进行数据的分析和计算，是生物传热研究中应用频繁的设备。

多导生理仪有多种型号和类别，研究者可以根据课题研究的重点有针对性地选择。

四、多用途生物显微镜

生物显微镜是生物传热研究中的重要仪器设备，主要用于观察生物切片、生物细胞。根据研究对象的适应性，最好选用研究级的偏光显微镜（polarizing microscope）。

生物显微镜属于光学显微镜的范畴，但普通光学显微镜与生物显微镜在设置上有较大的区别，主要表现为：①生物显微镜配有多个物镜和目镜，能够实现不同倍率的放大并提高清晰度；普通光学显微镜通常只有一个物镜和一个目镜，主要用于低倍率的观察。②生物显微镜通常具有倒置或立式的设计，可以容纳更大的生物样品，并允许在培养皿中直接进行观察；普通光学显微镜一般是垂直的设计，用于在载玻片上观察物质。③生物显微镜主要用于生物学、医学等领域的研究，可以对细胞、组织和器官等进行观察；普通光学显微镜则主要应用于物理学、化学、地质学和材料科学等领域。

普通光学显微镜依据样品不同的透射系数来观察图像，而偏光显微镜是通过透射更细致地观察样品的构造。偏光显微镜在普通光学显微镜的基础上，设置了偏光镜、干涉仪和多光谱滤光片等组件。其主要原理是在显微镜中设置了两个互为90°的偏振滤光片，从而获得"暗位"。如果样品在光学上表现为各向同性（单折射体），那么暗位的视野是全黑的。这是因为起偏镜所形成的线偏振光在通过样品时，振动的方向不发生变化。如果样品具有双折射特性，那么视野会变亮。这是因为从起偏镜射出的线偏振光进入双折射体后，产生振动方向不同的两种直线偏振光（o 光和 e 光）。当这两种光通过检偏镜时，e 光不服从折射定律，与检偏镜偏振方向不呈90°，可以透过检偏镜，使视野上出现明亮的像。利用偏光显微术可以判断物质是各向同性（单折射体）还是各向异性（双折射体）。

例如，OLYMPUS-BX51 属于透反两用的研究级显微镜，涵盖了所有的观察方式。根据使用经验，OLYMPUS 偏光显微镜的优势体现在：①配备了高分辨率的物镜和目镜，可以提供非常清晰的图像，这对于观察细胞和组织结构至关重要。②包括亮场显微镜、荧光显微镜、相差显微镜等多种成像模式，研究人员可根据研究对象任意选择。③具有自动对焦、自动曝光、多通道成像、时间轴成像等多种先进功能，可以提高操作的便利性和成像的效率。④倒置显微镜设计可以容纳较大且复杂的生物样品，可以用于观察活细胞、培养皿中的细胞和三维结构。此外，能够根据研究需求增添多种附件和模块，如荧光探测器、激光扫描、共聚焦模块等，以满足更多的实验需求。

值得注意的是，生物显微镜的技术参数并不是越高越好，这些参数既相互联系又相互制约，实际应用中应当在保证分辨率的基础上，根据目的和实际情况来协调各个参数之间的关系。

五、倒置生物显微镜

倒置生物显微镜（inverted biological microscope）采用 IPC 整合相衬系统，通过一个万能型相衬环板支持 4 倍、10 倍、20 倍和 40 倍相衬物镜观察活细胞图像，能够更加快捷和简便地观察常规细胞。此外，它还有与 2 倍物镜配合使用的专用孔径光阑 CKX3-SLPAS，以及反相相称（IVC）技术等，能够极大地提高显微镜下的观察反差。

在生物传热研究中，与正置显微镜相比，倒置生物显微镜能够更方便地观测生物组织的微观结构。

六、低温生物冷热台

低温生物冷热台（low temperature biological cooling and heating station）是一种用于细胞层面生物传热研究的高端设备，它与偏光显微镜组合，构成了一个非常完备的细胞低温实验系统。其主要功能是可以人为地调控所测环境的温度，通过控制加热和冷却系统来调节生物实验样品腔内的温度，从而在变温条件下对生物样品的传热状态进行量化研究。利用这一系统，研究人员可以直接在原位观察加温或冷冻过程中细胞相态的变化，测定相变温度，进而获得相关的实验参数。

在生物传热微观现象研究中，能否让被测生物体保持原有状态的同时实现降温或加温的效果？答案是肯定的，这可以通过显微镜冷热台来实现。冷热台有多种型号，其中 BCS196 型冷热台主要为低温生物学研究而设计制造。该系统主要包括偏光显微镜、台体、控温系统和液氮冷却系统。冷热台的可控温度范围从 −196 ~ 125℃，温度精度和稳定性达到 0.01℃，加热（冷冻）速率可在 0.1 ~ 130.0℃/min 自由设定，温度反馈由 A 级 Pt 100 铂电阻完成，响应时间 <0.01 s。此外，冷热台备有气密样品腔（压力微调）CCD 摄像及专用图像处理软件等。

冷热台中的关键组件由银质加热块、高精度测温传感器和密封腔组成，样品放置在厚度为 0.13 mm 的盖玻片或石英坩埚上，这些盖玻片置于银质加热台上，确保了极佳的导热和温度测量的准确性。铂电阻传感器精度高于 0.01℃，能够提供精准和稳定的温度信号。实验样品通过控制液氮泵的流量和流速来实现精密降温。同时，样品腔通过循环氮气吹扫来防止湿气冷凝，从而保证采集到高分辨的清晰图像。

超高速降温在细胞传热研究中非常重要，其速度范围可从 5 μm/s 变化到 5 000 μm/s，以使研究者们能够观察到极高冷却速率下的结晶化反应。这种冷却台的冷却速率甚至比将样品直接放入液氮中更快，关键在于它还能够密切观察不同降温速率下细胞内结构的变化过程。冷热台能够进行多种类型的实验。例如，在生化实验中，可以用于实验物品的恒温处理以及酶解实验；在化学实验中，可以用于溶液、固体和气体的加热或降温操作；在某些需要控制反应速率的化学反应中，可以通过调节冷热台的温度来调节反应速率；在材料测试实验中，可以用于材料样本的热膨胀、相变、热导率等性质的测试；在生命科学实验中，可以用于培养细胞、细菌等微生物、酵母等发酵育种。

偏光显微镜冷热台有着广泛的应用，通过改善测试技术和实验条件可以进一步拓展其应用领域。

七、差式扫描量热仪

差式扫描量热仪（differential scanning calorimeter，DSC）是一种广泛应用于材料科学、化学、生物学等领域的热分析仪器。它能够精确地测量样品在加热或冷却过程中的热行为，提供有关样品热性质的重要信息。在工程热物理实验室中，它属于常规的实验仪器。

差式扫描量热仪的原理是将样品和参考品置于同一加热条件下，通过测量两者之间的温度差来获取样品的热性质。在加热过程中，样品吸收热量会导致温度上升，而参考品则保持恒温。

差式扫描量热仪的应用范围非常广泛，在生物传热研究中，主要用于测量与生物体相关材料内部的热转变温度和热流关系，如玻璃化转变温度和相转变温度等。它还用于研究溶液中的样品，检测包括蛋白质、核酸、脂类和表面活性剂胶束等广谱生物分子的内部结构稳定性。此外，差式扫描量热仪还可以通过测量与分子恒速加热时热变性相关的热量变化来直接鉴定蛋白质或其他生物分子在自然状态下的稳定性。然而，由于差式扫描量热仪只能显示发生反应时的温度以及伴随的焓变，并不能表明反应的确切性质，因此通常在研究中需要与其他方法相结合。

微量热法（等温滴定量热、差式扫描量热）是近年来发展起来的一种研究生物热力学与生物动力学结构的方法。它利用高灵敏度、高自动化的微量量热仪，可以连续且准确地监测和记录变化过程的量热曲线，并且原位、在线和无损伤地提供热力学和动力学信息。

八、全自动细胞形态学分析仪

全自动细胞形态学分析仪（automatic cell morphology analyzer）是一种用于快速、准确地对生物样本中的细胞形态和数量进行检测分析的仪器。该仪器的工作原理依托于数字图像处理技术和人工智能算法。首先，利用显微镜观察系统对样本成像，然后通过计算机处理和分析图像信息，从而快速、可靠地定量和定性分析样本中的细胞形态、结构和功能。例如，细胞形态特征、细胞分类、颜色密度、平滑度、核大小等，适用于血液、组织、细胞培养、微生物等多种生物样本。该仪器的特点是：①自动执行细胞形态分析和计数，缩短样品处理时间并提高样品分析效率。②准确性高。采用高精度成像技术和智能算法识别细胞，减少了人为误差，提高了实验数据的准确性和可靠性。③多参数分析。可以同时评估多个指标，如细胞形态、大小、数量、染色体结构等，实现多样化的细胞分析。④非破坏性测试。不需要使用试剂和化学物质，不会改变细胞形态和结构，能保证较高的细胞存活率。

在生物传热研究中，该仪器用于细胞形态学和细胞生理学指标分析，具有以下作用：①对样本中的细胞进行自动计数和分类，从而获得细胞类型和细胞数量的信息。②对细胞形态进行数字化处理和分析，以获得细胞大小、形状、颜色、复杂度等参数，用于评估细胞的形态变化和生长状态。③通过测量细胞内的荧光信号或吸收值等参数，获得细胞的生理学状态，如细胞膜电位、亚细胞器的分布和数量等，用于研究细胞功能和代谢状态。

全自动细胞形态学分析仪作为临床检验中的重要工具，专业性比较强，不建议非专业性的研究单位购置。主要原因在于价格昂贵，使用率相对较低，同时还需要考虑仪器的维护成本。

九、三维表面测量仪

三维表面测量仪（3D surface measuring instrument）采用自动变焦技术对物体表面形貌和粗糙度进行测量，其工作原理是将光学小景深测量与精密垂直扫描相结合。光源所发出的光线经过共轴的分光棱镜和物镜，聚焦照射到样品表面上并发生反射，所反射的光学信号经过分光棱镜被信号传感器接收。通过连续自动的垂直扫描以及先进的图像运算处理技术，获得样品完整的表面三维形貌。

该仪器的主要功能是通过不同焦距的图片重构物体表面的三维形貌，并进行量化。在生物组织传热传质研究中，可以用于获得果蔬组织的三维形貌，并对表面弧度、纹理等几何特征进行数字量化。此外，它可以对果蔬等保存方法与技术进行连续的微观测试，以验证低温保存方法的有效性。

十、扫描电子显微镜

扫描电子显微镜（scanning electron microscope，SEM）是介于透射电镜和光学显微镜之间的一种微观形貌观察仪器，可以直接利用样品表面材料的物质性能进行微观成像。扫描电镜的优点是：①有较高的放大倍数。②有很大的景深，视野大，成像富有立体感，可以直接观察各种试样表面的细微结构。③试样制备简单。

目前的扫描电镜配有 X 射线能谱仪，可以同时进行显微组织形貌的观察和微区成分分析，因此它是当今多用途的科研仪器。该仪器可以与喷金仪配合使用，使用喷金仪对样品处理后，其放大倍率显著大于普通的显微镜，放大倍率为几千倍至十万倍，可以用于观测干燥、冷冻等生物组织传热传质过程中或过程后的细微结构差异。

十一、扫描电镜冷冻制样系统

扫描电镜冷冻制样系统（scanning electron microscope freezing sample preparation system）是一款高度自动化的系统，它安装在电镜镜筒上，并采用了气冷冷却的冷冻制备技术，能够与主流厂家各种型号的 SEM、FE-SEM 和 FIB-SEM 配套。

PP3010 型扫描电镜冷冻制样系统具有许多独特且重要的特性，包括镜筒外冷却（电镜上没有沸腾的液氮）和冷冻传输装置的真空储存功能。该系统具有快速冷冻、处理和转移样品所需的所有设备。冷冻制备腔室使用涡轮分子泵抽真空，含有用于冷冻断裂、自动控制升华和溅射镀膜的装置。处理后，样品从冷冻制备腔室转移到高度稳定的 SEM 冷台上进行观察。该系统与扫描电镜配合使用，用于观测样品的微观结构。

十二、液滴形状分析仪

DSA100 型液滴形状分析仪（drop shape analyzer）采用悬滴法测试液体的表面张力，可以用于分析固体润湿性与液体性质之间的关系。通过分析反映不同接触现象的图像，可以找到优化黏附和保持涂层长期稳定性的方法。液滴形状分析仪还可以测量高压条件下的两液相界面张力，以及界面流变特性，是界面研究的全能型仪器。

通过测试液态物质的表面张力、润湿性等性质，可以记录液体的蒸发及冷凝过程。在生物传热传质研究中，该仪器可以用于测量血液、牛奶等液态物质的物理性质。同时，也适用于记录液态生物材料的蒸发、冷凝特性。在医疗领域，可以根据血液的润湿、蒸发和沉积图案进行疾病诊断。

十三、数字视频显微镜

数字视频显微镜（digital video microscope）广泛用于电子、材料、生物、医疗器械、机械制造等领域，提供精准且可校准的实时在屏测量功能，包括产股、面积、角度、直径、点高度、体积、剖面，以及 3D 测量等。

数字视频显微镜具有双重功能。一方面，它可以作为高倍显微镜使用，记录生物组织的微观结构；另一方面，它与三维表面测量仪相似，能够通过不同焦距的图片重构物体表面的三维形貌，并对表面弧度、纹理等几何特征进行数字量化。

十四、高低温恒温恒湿箱

高低温恒温恒湿箱（high and low temperature constant humidity box）是许多科研领域必备的测试设备，用于测试和确定样品及材料在经历高温、低温、交变湿热度或恒定试验的温度环境变化后的参数及性能。技术指标包括：①容积范围为 20 L。②温度范围为 -40~100℃。③降温速率为 9℃/min，升温速率为 15℃/min。④相对湿度范围为 10%~98%（在 10~90℃ 的范围内）。

可控的环境对于研究生物传热传质过程至关重要。恒温恒湿箱的温度和湿度可以通过设备的软件自动设定，箱内的温度和湿度可以按照设定参数进行调整（恒定不变、线性变化），为生物组织的传热传质研究提供所需的温湿度。该仪器可以外接一个箱体以控制箱体内的温湿度。

十五、导热系数测定仪

导热系数测定仪（thermal conductivity tester）能够直接测试材料的导热系数和蓄热系数，该仪器主要用于实验研发、质检控制以及快速、无损且高精度获取热物性表征。导热系数测定仪在测试导热系数时，不需要标定，也无须特殊样品制备。系统具备在一定温度范围内（-50~200℃）广泛的测试量程 [0~500 W/(m·K)]。此外，导热系数测定仪可以配备 1~2 个探头来提高测试效率。导热系数测定仪在对固体、液体、粉末和胶体进行测试时只需 5 s，整个测试过程为无损测试。实验后，样品可以维持原貌，不影响继续使用，可以用于测量固体、液体的导热系数。

十六、热常数分析仪

热常数分析仪（thermal constant analyzer）能够在各种温度和湿度条件下测试材料的导热性能、热扩散系数、材料热稳定性能与温度的关系，并研究热物性与材料组分、微结构等之间的关系。被测样品的体积范围为 1~10 cm³，特殊材料可减至 0.01 cm³。除了可以测试金属、非金属材料外，该仪器还可以用于液体中生物材料导热系数的测定，如颗粒类种子等。

Hot disk TPS 2500S 热常数分析仪在该类产品中表现出色，专为精准分析任何类型材料的热传导性能而设计，它能够覆盖多种材料及其几何形状和尺寸。该仪器具有独特的结构探头模块。例如，一维测试模块（适用于棒状样品）、薄膜测试模块、涂层或胶黏层样品测试模块、平板模块、低密度高绝热测试模块等。这些测试模块可测量固体、液体、粉末、膏体以及软体生物材料，且具有较高的测试精度和良好的重复性。

热常数分析仪使用的分析软件具备集成的自动测试功能，包括对外部设备的自动温度控制。软件还支持将结果导出到第三方软件（MS Excel），以便进行额外的数据处理或分析。为了准确且自动的记录环境温度，还可以配备 PT-100 温度探头。

热常数分析仪主要的技术指标包括：导热系数范围为 0.005~1 800 W/（m·K），热扩散系数范围为 0.01~1 200 mm^2/s，比热范围可达 5 MJ/（m^3·K），测试时间范围为 1~2 560 s。

十七、比表面积及孔径分析仪

比表面积及孔径分析仪（specific surface and aperture analyzer）是一款用于测量固体材料的比表面积和孔径分布的仪器。比表面积在不同领域中发挥着重要作用，它是物体表面结构特征的关键参数。在生物学研究中，比表面积对动物和植物的表面形态有明显的影响，通过分析比表面积和孔径，可以预测动、植物的表面特性。

比表面积及孔径分析仪是通过将被测样品暴露在已知量的气体（氮气）中，并在规定的温度下进行气体吸附和脱附，来测定样品的表面积和孔结构的仪器。该仪器的工作原理是基于比较吸附区域与未被占用区域之间分子压缩膜的升降变化来测量材料的比表面积。在生物技术领域，比表面积测试可用于评估材料的生物相容性和细胞附着性能，适用于测定粉末、颗粒或多孔材料的表面积。

十八、高速摄像机

高速摄像机（high-speed cameras）是一种能够以小于 1/1 000 s 的曝光时间或超过 250 FPS 的速率捕获动态图像的设备，在多个技术领域应用广泛。

在生物医学或生物传热研究中，经常需要对生物组织、细胞进行形态学观察，或是在亚细胞层面上对特定分子进行定位以满足研究需要。然而，由于生物体以及细胞内部发生着复杂的生理过程，静态图像或者低速相机无法捕捉这些瞬间。

例如，在细胞（液）低温冷冻实验中，即使液体的温度已经比冻结点低 10~20℃，仍未发生相变（结冰），此时属于过冷态。过冷态是一种极其不稳定的状态，外界稍有波动，液体就会立刻发生相变。相变过程转瞬即逝，肉眼无法观察，只有利用高速摄像机才能够捕捉到这一过程。这只是传热学研究中一个常见的例子。如果将生物冷热台、显微镜和高速摄像机一起组合成一个低温生物研究系统，将对生物组织的微观特性研究提供巨大的帮助。高速摄像机能够将快速变化的微观图像作为图像记录并存储下来，这些图像可以慢动作播放，对于深入研究生物传热、传质过程是一项非常宝贵的技术手段。

决定高速摄像机性能的主要技术参数包括：分辨率、帧率、感光度、曝光时间、像元尺寸以及图像深度。建议的性能指标是：像素为 1 280 × 1 024，速度为 2 000 FPS，像素尺寸为 10 um × 10 um，快门速度为全局快门，在 2 μs~30 ms 按 1 μs 的步进调节，光谱范围为 400~1 000 nm。此外，连续可变焦镜头同轴共焦远心变焦镜头，其放大倍率可在 0.58~7.00 连续可调。末端配有 1 倍转接器（匹配 10 mm 传感器相机，减少黑角现象）。显微物镜搭配 20 倍物镜，进一步提高了放大倍数。发光二极管（light emission diode，LED）可调节冷光源，光源采用光通量为 2 500 流明、焦面发光面积为 8 mm² × 8 mm²。这套系统用于颗粒物的高速捕捉，可以调节拍摄速度和分辨率，并配套控制软件和分析软件。

十九、电子分析天平

天平或电子分析天平（electronic analytical balance）是许多实验室的常规实验仪器，需要根据实际用途来选择合适的天平种类及型号。例如，分析天平因其高精度和稳定性，主要用于精确测量物体的质量。

在中医舌诊客观化研究中，舌质与血液灌注率、血液黏度等参数有关，进行血液流变学的检测，可以研究不同舌质与血栓形成状态的关系。在血液中形成血栓后，其尺度及重量之间的差异很小，因此对血栓重量的检测精度要求非常高。

天平的精度等级越高，价格也就越贵，需要根据测量精度的要求选择相应的精度等级。例如，一级特种天平属于基准衡器，二级属于精密衡器，三级属于中精度天平。在生物传热研究中，选择三级精度的天平即可，其检定分度值（e）在 $1/1\,000 \sim 1/10\,000$。

选择电子分析天平时，需要根据检定分度值而不是实际分度值（d）来选择确定称量的精度。例如，一台实际分度值为 0.1 mg，检定分度值为 1.0 mg 的天平，不能用于称量 0.6 g 的基准物。同精度的天平，并非量程越大就越好，量程越大价格越贵，一般建议选择比常用最大载荷大 20% 左右的保险系数。

二十、振动切片机

振动切片机（vibrating microtome）是进行组织切片不可或缺的设备。对新鲜软体组织进行切片（不包埋、不冰冻），必须使用高频振动切片机。振动切片机可以把新鲜组织在不经过任何处理和污染的情况下切成微米级的薄片，从而分析组织原有的生物活性和各种生理反应。

在选择振动切片机时，通常需要考虑对切片厚度和尺度的要求，切片越薄价格越贵。以徕卡 VT1000S 为例，目前选择振动切片机要求的技术参数为：切割频率为 $0 \sim 100$ Hz 且线性可调，切片厚度为 $1 \sim 40$ mm 可调，最小切片厚度为 $20 \sim 500$ μm，最小步进单位为 $1 \sim 5$ μm，标本水平位移为 45 mm，垂直进样距离为 15 mm，控制切片速度为 $0.025 \sim 2.50$ mm/s。切片厚度与生物组织的"硬度"直接相关。一般来说，较硬的组织更容易被切割，但切割出的切片厚度也受切片机的设定和操作者的技巧影响。

所以，有专门适合切脑组织的切片机，做新鲜舌体组织切片最薄可达 15 μm。

振动切片机的优点是可以做活体切片，缺点是切片厚度相对较厚（20~500 μm），且与薄切片机相比分辨率较差。一般振动切片机适合的厚度为 80~100 μm。

二十一、0.1 mm 铠装热电偶

热电偶是热工专业常用的测温装置，具有测温准确、测温范围宽、性能稳定、动态响应好等优点，应用领域广泛。铠装热电偶（armored thermocouple）与普通热电偶最大的区别在于结构不同。普通热电偶通常由两根不同金属丝（铜-康铜或镍铬-镍硅等）焊接在一起，铠装热电偶由金属保护管、绝缘材料和金属电阻三者组合，经冷拔、旋转加工而成。铠装热电偶的特点是可以制作得很细很长，与普通金属丝热电偶相比，使用便捷、可根据测量需求进行弯曲，并且具有一定的机械强度。

实验室用普通热电偶丝（单根）的直径一般为 0.1~0.2 mm，焊接后的测头直径一般为 0.25~0.45 mm，实验室用普通铠装热电偶最细的测头直径在 0.5 mm 以上。在生物传热研究中，测量对象往往是柔软的生物组织，普通热电偶丝非常软，很难埋插到生物组织内。普通热电偶测温探头直径如果过大，会影响到定位的准确性。日本冈崎公司的 T34-300 铠装热电偶，测头直径有 0.10 mm 和 0.25 mm 两种。由于测温探头直径很细，热电偶丝又具有一定的机械强度（相对普通热电偶），所以可以满足对柔软甚至活体生物组织的定位测量，但是价格比较昂贵。

二十二、激光全息照相

激光全息照相（laser holography）是利用激光作为相干光源拍摄全息照片的装置，它在许多领域发挥着重要作用并应用广泛，可以帮助人们解读物体的三维结构。相较于传统的成像技术，全息成像具有更高的分辨率和更详细的空间信息，可以对物体生物组织或细胞进行三维扫描和成像，并将更细微的生物组织立体结构呈现出来。

全息技术是利用干涉和衍射原理来记录并再现物体真实的三维图像，通过投影记录并且再现被拍物体发出光的全部信息的方法。在生物医学等众多领域，全息技术广泛应用于结构无损检测、物体形变位移测量、应力应变分析等。全息技术能够帮助人们对生物组织三维结构进行更详细的解读，并由此进一步推动了生物传热研究和数值计算技术的升级。全息照相可以在不接触实验样品的情况下进行成像，可以避免对样品的破坏，保证被拍摄的生物组织结构处于原始的状态，这有助于生物科学研究和计算。

在本书前几章所介绍的舌体三维温度场重构中，曾结合人工测量的方法获取血管主干网的空间坐标位置。如何进行准确的定位是物理建模的难点之一。生物光学定位是一种非接触式的测量技术，可以精准定位和测量生物体的血管分布，包括微小部位的结构变化。与采用环境扫描电子显微镜测取技术相比，激光全息技术在测量不同"造模"情况下血管铸型同一部位的血管直径或体积变化时更加简化。众所周知，生物体物理模型的准确建立对数值模拟计算的准确度至关重要，激光全息照相技术作为一种获取复杂生物组织三维结构数据的手段，可以为复杂生物组织的数值模拟计算提供必要的数据支持。

在进行医工交叉的生物传热微观研究时，激光全息技术可以提供非标记、非侵入性的实时细胞分析，以及完整的细胞形态学参数，可以用于分析细胞增殖、分化、迁移、凋亡等方面的信息。

二十三、过饱和湿度检测仪

过饱和湿度检测仪（supersaturated humidity detector）在本书第七章已有详细的介绍，在此不再赘述。